高职高专工学结合医药类规划教材

Practical Medicine Knowledge and Skills
实用药物知识与技能

主　编　王国康

主　审　张莉静

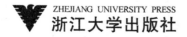

ZHEJIANG UNIVERSITY PRESS
浙江大学出版社

图书在版编目（CIP）数据

实用药物知识与技能 / 王国康主编. —杭州：浙江大学
出版社，2013.6（2021.6重印）
ISBN 978-7-308-11576-6

Ⅰ. ①实… Ⅱ. ①王… Ⅲ. ①药物学－高等职业教育
－教材 Ⅳ. ①R9

中国版本图书馆 CIP 数据核字（2013）第 111386 号

实用药物知识与技能

主　编　王国康

丛书策划	阮海潮（ruanhc@zju.edu.cn）
责任编辑	阮海潮
封面设计	春天书装
出版发行	浙江大学出版社
	（杭州市天目山路 148 号　邮政编码 310007）
	（网址：http://www.zjupress.com）
排　　版	杭州好友排版工作室
印　　刷	嘉兴华源印刷厂
开　　本	787mm×1092mm　1/16
印　　张	11.25
字　　数	281 千
版 印 次	2013 年 6 月第 1 版　2021 年 6 月第 9 次印刷
书　　号	ISBN 978-7-308-11576-6
定　　价	30.00 元

总　　序

　　近几年,医药高职高专教育发展势头迅猛,彰显出了强大的生命力和良好的发展趋势。《国家中长期教育改革和发展规划纲要(2010－2020 年)》指出,要大力发展职业教育,培养创新型、实用型、复合型人才,培养学生适应社会和就业创业能力。高职教育培养生产、服务、管理等一线岗位的高端技能型人才,目标科学明确,满足适应了医药行业企业发展的迫切需要。而培养面向一线工作的高端技能型人才不仅要有扎实的理论基础,更要掌握熟练的实践操作技能,同时还应具备良好的职业素养和心理素质。

　　医药行业是涉及国民健康、社会稳定和经济发展的一个多学科先进技术和手段高度融合的高科技产业群体。医药类高职院校学生更应树立医药产品质量第一的安全意识、责任意识,更要着重强调培养学生钻研业务的研究能力、质量控制方面的职业知识及一专多能的职业能力。

　　为创新医药高职高专教育人才培养模式,探索职业岗位要求与专业教学有机结合的途径,浙江医药高等专科学校根据高端技能型人才培养的实际需要,以服务为宗旨,以就业为导向,依托宁波市服务型重点建设专业"医药产销人才培养专业群"的建设,推进教育教学改革,组织教学和实践经验丰富的相关教师及行业企业专家编写了一套体现医药高职高专教育教学理念的优质教材,贴近岗位、贴近学生、贴近教学。

　　本套教材具有以下几个特点:一是内容上强调需求。在内容的取舍上,根据医药学生就业岗位所需的基本知识技能和职业素养来选择和组织教材内容;二是方法上注重应用。教材力求表达简洁、概念明确、方法具体,基本技能可操作性强,让学生易于理解、掌握和实践。三是体例上实现创新。教材内容编排实现项目化,按照工学结合的教学模式,突出"案例导入"、"任务驱动"、"知识拓展"、"能力训练"等模块。

　　浙江医药高等专科学校作为教育部药品类专业教指委的核心院校,在医药高职高专教育中不断探索,不断前行,取得了一系列标志性的成果,教育质量不断提高,校企合作不断深入。本套教材是学校教师多年教学和实践经验的体现,教材体现了新的高职高专教育理念,满足了专业人才培养的需要。

姚文兵

《高职高专工学结合医药类规划教材》

编委会名单

主　任　崔山风

委　员　（以姓氏笔画为序）

丁　丽　　王国康　　王麦成

叶丹玲　　叶剑尔　　纪其雄

吴　锦　　何军邈　　张佳佳

张晓敏　　夏晓静　　秦永华

虞　峰

秘　书　陈汉强

《实用药物知识与技能》

编委会名单

主　编　王国康

主　审　张莉静

编写人员（按姓氏笔画为序）

王国康（浙江医药高等专科学校）

张亚芳（兄弟连锁药店）

刘福和（浙江医药高等专科学校）

吴祈德（浙江医药高等专科学校）

周亚丽（宁波彩虹大药房）

徐权毅（浙江医药高等专科学校）

前　言

随着制造业的进一步发展和产业升级与改造,高职高专教育凸显其在生产与服务业人才培养中的重要地位,尤其是近年来教育部和各地教育行政部门纷纷倡导发展高职高专教育和改革高职高专教育,要求工学结合,以项目为载体,任务驱动,重点突出,注重技能与知识并重。

实用药物学知识是药学各专业学生重要的一门专业基础课程,也是一门实践性较强的课程。实用药物知识技能综合实训是实用药物学基础教学中不可缺少的组成部分,通过实践来深化对理论的理解,加强知识的实用性和可用性,从而使教材与生活、工作岗位紧密联系,互相融合,能够让读者动手又动脑。实用药物知识与技能教材是实施实践教学的重要依据,也是提高实践教学质量的重要保障;为了适应高职高专实用药物知识与技能教学改革的需要,我们根据多年实践教学与医药技能大赛的赛后心得,参考了多本药理学实验、药学技能、医药技能等实验与实训教程,编写了本书。

本教材结合课程特点,注重"理论与实践(技能)并重"的原则,创造"做中学,学中做"学习环境。结合医药购销与医药服务过程中常见的工作流程与技术动作进行分析归纳、整理与提炼,设计项目与附录两大部分,共设计有10个项目,每个项目下安排若干个训练任务,最后有附录5个(主要是一些药物知识,供查询),通过实践项目训练使学生技术技能过硬,知识系统完备与巩固,从而能承担具体实际工作,有利于学习技能与工作岗位技能要求的无缝对接。

本教材由王国康主编,张莉静主审。各部分执笔作者为:王国康(项目二、四、七和附录1、2);张亚芳(附录3、4);徐权毅(项目六、八和十);刘福和(项目三和九);吴祈德(项目一和五);周亚丽(附录5)。王国康负责本教材的统稿。对在本教材的编写过程中学校和相关医药企业的大力支持一并致谢!

本书课程教学网站正在完善之中,希望各位同行能提宝贵意见,网址:http://jpkc.zjpc.net.cn/yyspx/

由于编者水平有限,书中一定会有不妥或错误之处,恳请广大专家、师生、读者批评指正,以使本教材更加丰富完善,更加适合高职高专教育的需要。

编　者

2013 年 5 月

目　　录

项目一 药典的查阅

药典是一个国家记载药品标准、规格的法典,通过查阅药典,可以了解药品的基本信息、药品的检测方法等。

 学习目标

知识目标
● 掌握《中国药典》的查阅方法。
● 熟悉《中国药典》的基本结构。

【知识要求】

1. 什么是药典

药典是一个国家记载药品标准、规格的法典,一般由国家药品监督管理局主持编纂、颁布实施,国际性药典则由公认的国际组织或有关国家协商编订。制定药品标准对加强药品质量的监督管理、保证质量、保障用药安全有效、维护人民健康起着十分重要的作用。药品标准是药品现代化生产和质量管理的重要组成部分,是药品生产、供应、使用和监督管理部门共同遵循的法定依据。药品质量的内涵包括三方面:真伪、纯度、品质优良度,三者的集中表现是使用中的有效性和安全性。因此,药品标准一般包括以下内容:法定名称、来源、性状、鉴别、纯度检查、含量(效价或活性)测定、类别、剂量、规格、贮藏、制剂等。

2.《中华人民共和国药典》

《中华人民共和国药典》(简称《中国药典》)是由中华人民共和国国家药典委员会编写,具有国家法律效力的,记载中国药品的标准、规格的法典,是中国药品生产、供应、使用和管理部门检验药品的共同依据。《中国药典》的第一部收载品种为中药,第二部收载为化学药品,2005年版新增第三部为生物制品。

最新一版《中国药典》为2010年版(图1-1),于2010年1月出版发行,且于2010年10月1日起执行。2010年版药典共收载药品品种4567种。

至今为止,《中国药典》共出版了9部,分别是1953年版、1963年版、1977年版、1985年版、1990年版、1995年版、2000年版、2005年版和2010年版。另从1985年开始,《中国药典》同时发行英文版本。

3.《中国药典》的具体内容

药典的每部内容包括前言、凡例、通则、各论、附录、索引。

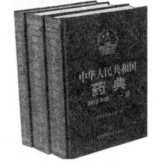

图1-1 《中华人民共和国药典》
2010年版

"凡例"是解释和正确使用《中国药典》进行质量检定的基本原则,"凡例"把与正文品种、附录及质量检定有关的共性问题加以规定,避免在全书中重复说明。

《中国药典》第一部收载内容为中药材及饮片、植物油脂和提取物、成方制剂和单味制剂。每一个品种有以下项目:中文名称(汉语拼音名与拉丁名)、来源、处方、制法、性状、鉴别、检查、浸出物、含量测定、性味与归经、功能与主治、用法与用量、注意、规格、贮藏、制剂等。

《中国药典》第二部收载内容为化学药品、抗生素、生化药品、放射性药品以及药用辅料等。每一个品种有以下项目:品名(包括中文名、汉语拼音名与英文名)、有机药物的结构式、分子式与分子量、来源或有机药物的化学名称、含量或效价规定、处方、制法、性状、鉴别、检查、含量或效价测定、类别、规格、贮藏、制剂等。

《中国药典》第三部(2005年新增)收载内容为生物制品,包括疫苗、抗毒素和抗血清、血液制品、重组 DNA 制品、体内诊断制品和其他制品。每一个品种根据制品和剂型的不同有以下项目:品名(中文名、英文名、汉语拼音)、定义、组成及用途、基本要求、制造、检定(原液、半成品、成品)、保存运输与有效期、使用说明等。

4.《中国药典》的查阅方法

如前文所述,2010 年版《中国药典》有三部,在使用药典查找药物之前,首先要确定该药物是中药类、化学药物类还是生物制品类,确定了查找药物所属类别后,寻找相应药典进行查找。

例如:

查询药物为马兜铃,该药物为中药类,所以应在第一部药典中寻找。

查询药物为苯妥英钠,该药物为化学制剂,所以应在第二部药典中寻找。

查询药物为白喉抗毒素,该药物为生物制剂,所以应在第三部药典中寻找。

因三部药典查询方法有所不同,所以分别讲述。

4.1　第一部查询方法

4.1.1　品名目次法:判断所找药物所属种类(药材和饮片类、植物油脂和提取物类、成方制剂和单位制剂)。马兜铃为药材和饮片类,如图 1-2 所示。在药材和饮片类目录下再根据药物中文名首字笔画数查找该药物。"马"为三画,在笔画数后找到"马兜铃"在药典第 48 页,如图 1-3 所示。

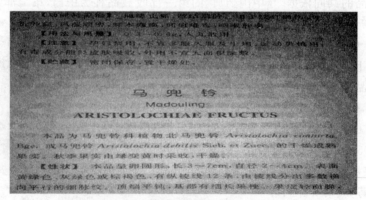

图 1-2　判断所找药物所属种类

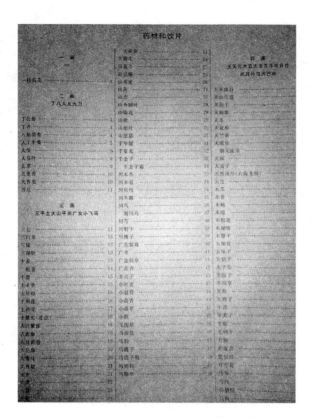

图 1-3 根据药物中文名首字笔画数查找该药物

4.1.2 中文索引法:根据待查药物中文名称首字拼音首字母查找药物。"马"的拼音首字母为"M",在"M"条目下可找到药物"马兜铃",如图 1-4 所示。

罗布麻叶 196
罗汉果 197
络石藤 252

M

麻花秦艽花 .... 附录 26
麻黄 300
麻黄根 301
麻雀 .... 附录 26
麻仁润肠丸 1094
麻仁丸 1093
麻仁滋脾丸 1095
麻油 393
马鞭草 49
马勃 47
马齿苋 46
马兜铃 48
马兰草 .... 附录 22

图 1-4 根据待查药物中文名称首字拼音首字母查找药物

4.1.3 汉语拼音索引:根据待查药物的汉语拼音查找药物。"马兜铃"的汉语拼音为"Madouling",所以在"M"条目下查找,可找到该药物,如图 1-5 所示。

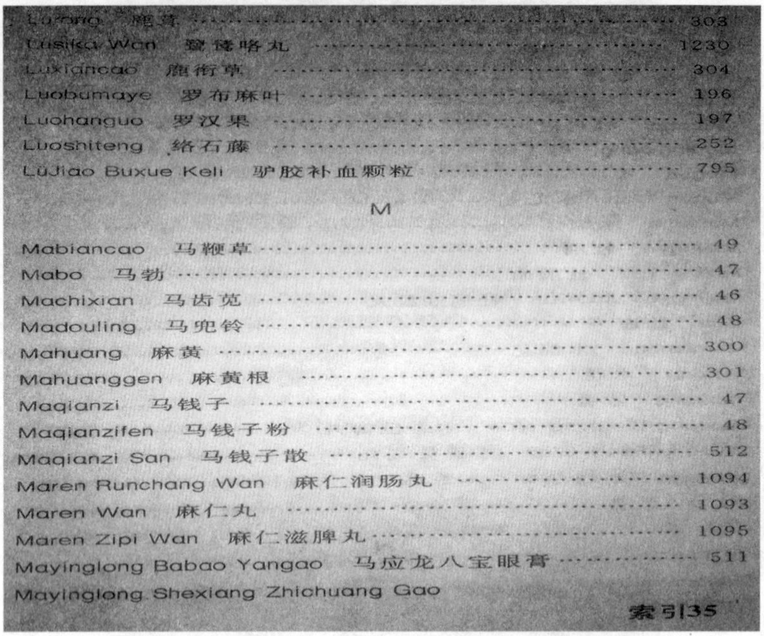

图 1-5　根据待查药物的汉语拼音查找药物

4.1.4　拉丁名索引：根据待查药物的拉丁文名来查找药物。"马兜铃"的拉丁文名为"Aristolochiae Fructus"，如图 1-6 所示。

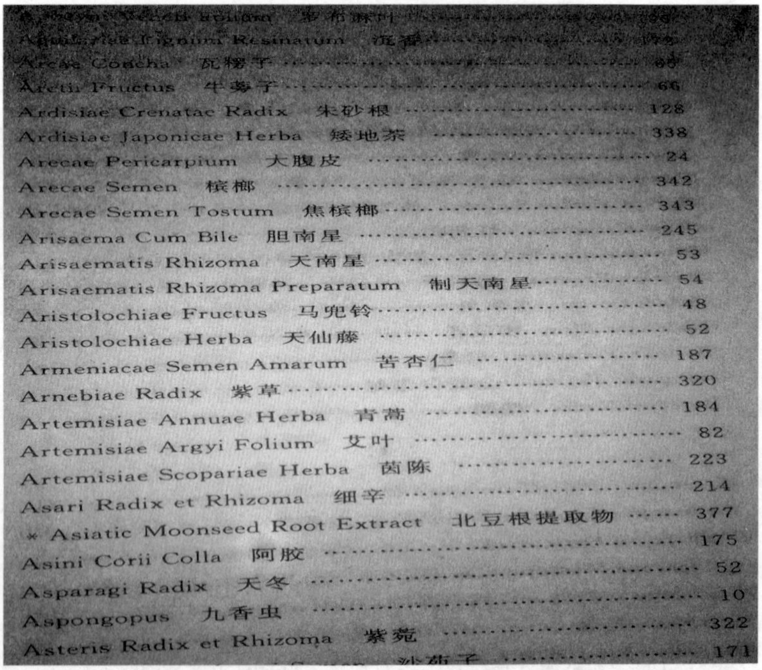

图 1-6　根据待查药物的拉丁文名查找药物

4.2 第二部查询方法

4.2.1 品名目次法:根据药物中文名首字笔画数查找该药物(图 1-7)。"苯"为八画,在笔画数后找到"苯妥英钠"在药典第 440 页,如图 1-8 所示。

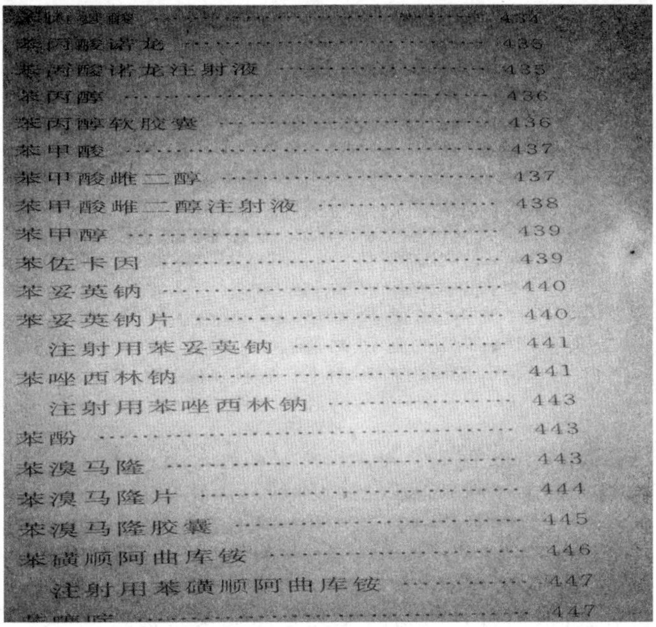

图 1-7 根据药物中文名首字笔画数查找该药物所在页码

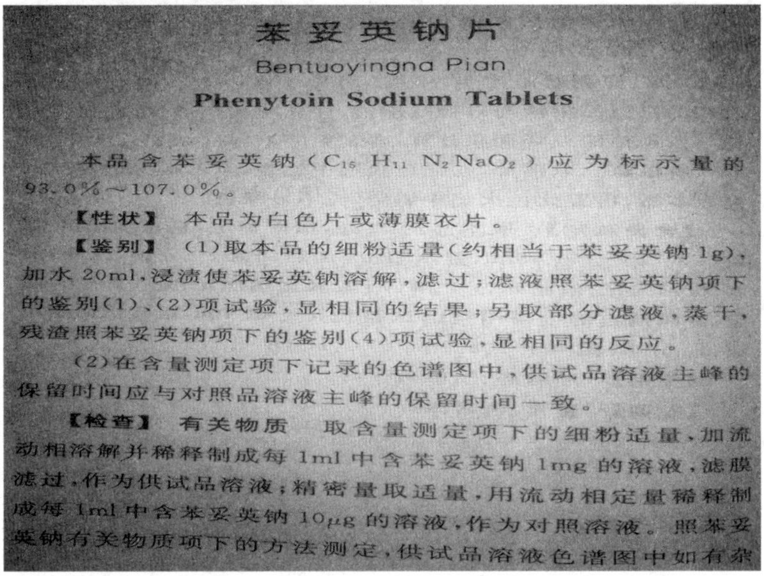

苯妥英钠片

Bentuoyingna Pian

Phenytoin Sodium Tablets

本品含苯妥英钠($C_{15}H_{11}N_2NaO_2$)应为标示量的93.0%～107.0%。

【性状】 本品为白色片或薄膜衣片。

【鉴别】 (1)取本品的细粉适量(约相当于苯妥英钠1g),加水 20ml,浸渍使苯妥英钠溶解,滤过;滤液照苯妥英钠项下的鉴别(1)、(2)项试验,显相同的结果;另取部分滤液,蒸干,残渣照苯妥英钠项下的鉴别(4)项试验,显相同的反应。

(2)在含量测定项下记录的色谱图中,供试品溶液主峰的保留时间应与对照品溶液主峰的保留时间一致。

【检查】 有关物质 取含量测定项下的细粉适量,加流动相溶解并稀释制成每 1ml 中含苯妥英钠 1mg 的溶液,滤膜滤过,作为供试品溶液;精密量取适量,用流动相定量稀释制成每 1ml 中含苯妥英钠 10µg 的溶液,作为对照溶液。照苯妥英钠有关物质项下的方法测定,供试品溶液色谱图中如有杂

图 1-8 药物正文中位置

4.2.2 中文索引法:根据待查药物中文名称首字拼音首字母查找药物。"苯"的首字母为"B",在"B"条目下可找到该药物,如图 1-9 所示。

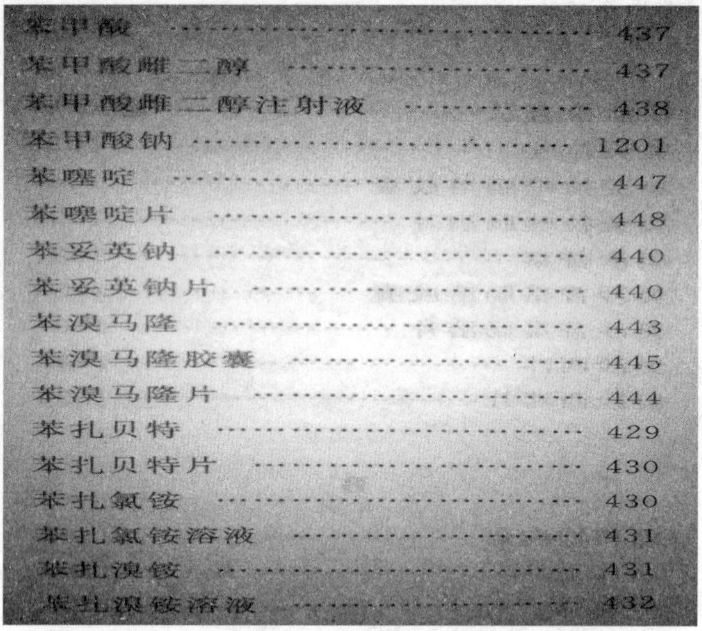

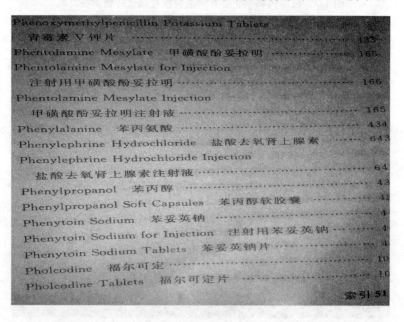

图 1-9　根据待查药物中文名称首字拼音首字母查找药物

4.2.3　英文索引法:根据待查药物的英文名称查找药物。"苯妥英钠"的英文名称为"Phenytoin Sodinm",所以在"P"条目下查找,可找到该药物,如图 1-10 所示。

图 1-10　根据待查药物的英文名称查找药物

4.3　第三部查询方法

4.3.1　各论目次法(有四个条目,分别为预防类、治疗类、体内诊断类、体外诊断类):首先要判断待查药物的类别,再到该类别条目下寻找。"白喉抗毒素"为治疗类,所以应在"治疗类"条目下寻找。白喉抗毒素在药典第176页,如图1-11所示。

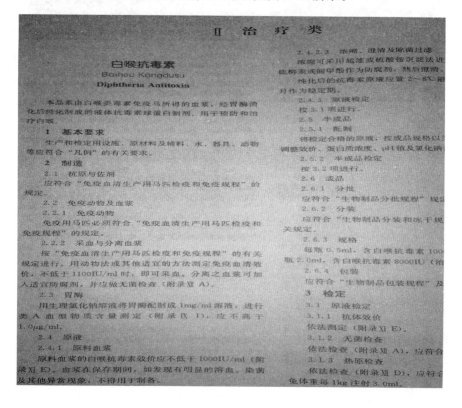

图1-11　根据待查药物的类别查找

4.3.2　中文索引法:根据待查药物中文名称首字拼音首字母查找药物。"白"的首字母为"B",在"B"条目下可找到该药物,如图1-12所示。

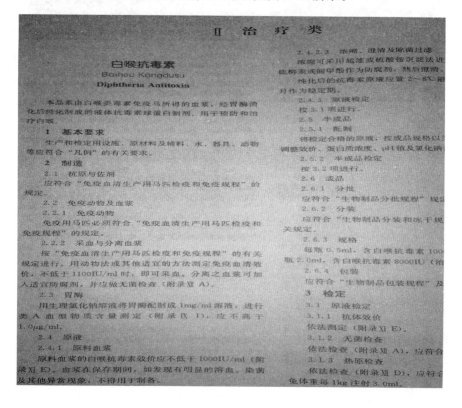

图1-12　根据待查药物中文名称首字拼音首字母查找药物

4.3.3　英文索引法:根据待查药物的英文名称查找药物。"白喉抗毒素"的英文名称为"Diphtheria Antioxin",所以在"D"条目下查找,可找到该药物,如图1-13所示。

Diagnostic Kit for Antibody to Hepatitis C Virus (ELISA) 丙型
Diagnostic Kit for Antibody to Human Immunodeficiency Virus (E
人类免疫缺陷病毒抗体诊断试剂盒（酶联免疫法）
Diagnostic Kit for Antibody to Treponema Pallidum (ELISA) 梅
Diagnostic Kit for Hepatitis B Virus Surface Antigen (ELISA) 乙型肝
Diphtheria and Pertussis Combined Vaccine, Adsorbed 吸附百日
Diphtheria and Tetanus Combined Vaccine, Adsorbed 吸附白喉
Diphtheria and Tetanus Combined Vaccine for Adults and Adolesce
吸附白喉破伤风联合疫苗（成人及青少年用）
Diphtheria Antitoxin 白喉抗毒素
Diphtheria Antitoxin, Freeze-dried 冻干白喉抗毒素
Diphtheria, Tetanus and Acellular Pertussis Combined Vaccine,
Diphtheria, Tetanus and Pertussis Combined Vaccine, Adsorbed
Diphtheria Vaccine, Adsorbed 吸附白喉疫苗
Diphtheria Vaccine for Adults and Adolescents, Adsorbed 吸附
Dysentery Vaccine (Live) of S. flexneri and S. sonnei, Oral 口

图 1-13　根据待查药物的英文名称查找药物示例

【能力目标】

1. 能熟悉《中国药典》。
2. 能准确快速在药典中查找相应的药品与内容。

【能力要求】

1. 工作准备

《中国药典》2010 年版；《中国药典》2005 年版；《中国药典》2000 年版；学生自备实验报告本。

2. 工作程序

程序 1　介绍药典　药典的结构：一部、二部、三部；药典的前言、凡例、通则、各论、附录、索引等内容。

(1)药品可在品名目次中，按药品名称笔画为序查阅(同笔画的字按起笔笔形一｜丶乛的顺序)。也可在英文索引或中文索引(按汉语拼音的顺序)中查阅。

(2)制剂通则、一般鉴别试验、物理常数测定法、一般杂质检查法、分光光度法、色谱法等多种分析方法以及试液、试纸、指示液与指示剂、缓冲液等的配制、滴定液的配制及标定和指导原则等其他内容在附录中查阅。

根据内容，演示一个药品的多种查找方法，根据具体的情况，选择合理的查找方式。

程序 2　熟悉药典　每组学生拿相同版本的一套药典，熟悉药典的总体内容以及一、二、三部药典的内容，熟悉各种查阅方法。

程序 3　完成既定任务　可运用考核的手段来进行强化，每组学生根据老师布置的任务，迅速地在相应的部分找到每一个要查找的项目，在规定的时间内，每组学生相互合作，查找相应的内容。

程序 4　总结提炼　本项目主要能让训练者具备熟练运用药典的能力，重在各个小组

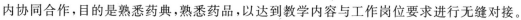

内协同合作,目的是熟悉药典,熟悉药品,以达到教学内容与工作岗位要求进行无缝对接。

程序5 结束项目,清理现场

【训练任务一】

按照下列项目,查阅《中国药典》2010 年版一部,记录所在页码及括号中内容的查阅结果。

顺序	查阅项目	页码	查阅结果
1	丁公藤(浸出物的检查方法及限量)		
2	甘草流浸膏(pH 值)		
3	肉桂油(折光率)		
4	九分散(处方)		
5	三七片(含量测定方法)		
6	麦味地黄丸(含量测定、成分及方法)		
7	消咳喘糖浆(质量标准项目)		
8	烧伤灵酊(贮藏方法)		
9	消渴灵片(规格、用量、用法)		
10	柴胡口服液(检查项目)		
11	胆红素(用途)		
12	重金属检查法		
13	高效液相色谱法		
14	崩解时限检查法		
15	制药用水(类型)		

评分标准:每个项目 2 分,总共 30 分。

【训练任务二】

按照下列项目,查阅《中国药典》2010 年版,记录所在页码及括号中内容的查阅结果。

顺序	查阅项目	药典页数		查阅结果
1	大蒜的功能与主治	部	页	
2	山楂叶提取物的性状	部	页	
3	冰硼散的制备	部	页	
4	制药用水的分类	部	页	
5	葡萄糖注射液规格	部	页	
6	溶出度测定法	部	页	
7	极细粉	部	页	
8	逍遥丸(大蜜丸)的含量测定	部	页	
9	当归流浸膏制备方法	部	页	
10	A 群脑膜炎球菌多糖疫苗的制造	部	页	
11	八角茴香油的贮藏	部	页	
12	盐酸吗啡的制剂和类别	部	页	
13	氨制硝酸银试液的配制	部	页	
14	热原检查法	部	页	
15	氢氧化钠滴定液的配制(标定的基准物)	部	页	

评分标准:每个项目2分,总共30分。

 【思考题】

1.《中国药典》各部共收载了几种剂型?
2.药典在新药物开发与药物生产中的作用如何?

项目二　识别药品

药品既熟悉又陌生,如何准确识别药品,准确解读药品标签和包装印刷上的信息,懂得识别药品就能顺利从事药事服务工作并减少错误出现。

学习目标

> **知识目标**
> ● 熟悉药品与其他商品的区别。
> ● 掌握药品的特征。
> ● 熟悉药品包装上印刷的内容。

【知识要求】

1. 什么叫药品

药品指用于预防、治疗和诊断机体疾病,并规定了用法用量的物质。药品与其他商品的区别在于药品有特殊性。

其一,与生命密切相关的两重性。药品的两重性是指药品有防病治病的一面,也具有不良反应的另一面。管理有方,用之得当,可以治病救人,造福人类;若失之管理,使用不当,则可致病,危害人体健康,就是一种毒品。

其二,质量的严格控制性。药品是治病救人的物质,只有符合法定质量标准的合格药品才能保证疗效;否则,疗效不能保证。因此,药物商品只能是合格品,不能像一般商品一样可分为一级品、二级品、等外品和次品,按质论价在市场上销售。药物商品的真伪须由专业人员依照法定的药品标准和测试方法进行鉴别,一般来说,患者不具备鉴别药品的能力。

其三,药品的时限性。人们只有防病治病时才需要用药,但药物商品生产、经营部门要有超前性、预测性及适当储备。只能药等病,不能病等药。特别是当有重大疫情、灾情发生时,能保证足够数量的药品及时抢运。

其四,药品的社会性和公益性。有药物储备,才能有备无患。

2. 药品的包装

药品包装是从保护商品、方便储运、维护价值、促进销售的目的出发的一项系统性工作。为达此目的,药物商品包装既涉及材料的选择、容器的结构造型、包装方法、防护措施和包装装潢的设计等,也涉及物理学、化学、生物学、力学、机械学、美学、经济学等方面的认识。所以说,药物商品包装是一门综合性的学科。另一方面,药物商品包装也是药物商品品质的重要组成部分。在医药包装上同时标有商品原料组成、化学成分、适应证、使用方法、禁忌、储藏养护方法等,充分表现药物商品的有用性、特殊性,为实现商品使用价值提供了充足条件。

3. 药品包装的标志

药物商品的运输包装除应标明供国内外码头、仓库、轮船和理货单位据以收发货物的运输标志即"唛号"外,还应标明供收货人赖以识别内装商品品种、规格的识别标志,以及根据商品不同的性能,提醒有关人员在搬运储存时应予注意的操作标志和危险标志(图 2-1)。为了简化内容和建立一套国际统一装运标志,联合国标准化组织、国际货运运送协调会,以及美国、法国、德国、日本等国家决议采纳国际贸易流程简化工作小组于 1979 年 9 月提出的"简易装运标志"作为各国推行的规范。这个规范包括以下四种不同用途的标志:

3.1 标准运输标志

在我国国家标准包装通用术语中称为"收发货标志",即"唛号"。它的内容包括:

(1)客户名称。一般用对方名称的缩写名字,但是也有使用对方公司的电传代号,或电报挂号,唛号上的名字或代号外围以一个方块、三角或棱形等图案标识。例如对方名称为 LEEFONGCO(利丰公司),则唛号使用该公司的缩写名称,取 I.F. 两个字母,在它的周围再画一个三角形或棱形,或方形。

(2)目的地。应指明货物抵达港口,如果客户所在地不是卸货港口,而且货物还需转运的,应加"VIA"(经由)字样,例如,NEWORLEAANS VIA ATLANTA(新奥尔良经由亚特兰大转)等。

(3)合约号码、许可证号码等,根据客户需要确定是否注明。

(4)包装件数及号码。有两种编号方式,一种称统号,例如本批共 50 箱,每箱均装某商品 100 打,则每箱只需标明"1—50"即可;如同一批统号中,有一箱装零数,例如 50 箱中 49 箱每箱均装某商品 100 打,另一箱装尾数 80 打,则前 49 箱均刷"1—49"的统号,尾数箱则编在最后,刷"No.50"。另一种编号称顺序号,刷顺序号的商品都是在一批货物中,有不同规格搭配的商品,所以必须根据装箱单所列箱装内容"对号入座"逐一编号,如从 No.1 起顺序至 No.30。不得编错箱号,因为客户都是按照箱号凭以识别到货的不同货式规格,或分销或转售都按箱号发货,所以误编箱号要引起索赔。如需注明合约号码、许可证号码的,则根据国际铁道运输公约要求铁路运输的货物应标明收发货单位名称、详细地址及货物件数。对航空运输,则运输标志上的收货单位名称缩写可用空运提单号码代替,并另需标明收货单位的名称和地址,发货单位的名称和地址可以不标。

3.2 识别标志

在我国国家标准包装运用术语中称为"包装储运指示标志"。它包括商品货号,商品名称和规格(贵重商品有的只标货号,但是必须使客商能够识别内装商品的详细规格),内装数量,包裹的毛重、净重、长、宽、高和体积,产地。生产单位、出口单位的名称可以不标。一般出口运输包装上的识别标志都由生产厂于产品出厂前加以标明;需要改装的产品,或其他原药材产品须由出口单位装箱或打包的,则由后者标上。

3.3 操作标志

根据出口商品的不同特点,通常使用的操作标志有:"易碎品,小心轻放",玻璃器皿也可直接标明"玻璃器皿小心轻放"、"请勿用钩"、"此面向上"、"请勿受热"、"请勿受潮"、"从此处吊起"、"重心在此"、"禁止滚翻"、"由此开启"等 9 种。以上标志除用中英文字在箱面上表达外,应在醒目的地方贴上经联合国标准组织规定,并经国际公认的形象化图案。

我国关于"包装储运指示标志"的国家标准(中华人民共和国 GB191—73),把标志的类

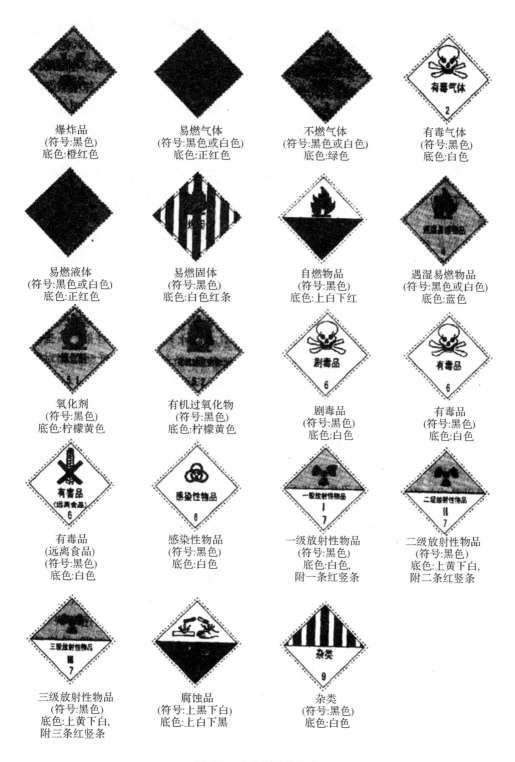

图 2-1 各类危险品标志

别分为 8 种,即向上、防湿、小心轻放、由此吊起、由此开启、重心点、防热、防冻。与国际间常用的操作标志相比,增加了"防冻",减少了"请勿用钩"和"禁止翻滚"。使用的各种图案与国际常用标志也略有不同,但是图案形象所表示的含义则完全是一致的。一般说,出口药物商品包装上的操作标志图案应使用国际通用的标志。

3.4　危险品标志

对于不同类别的危险品,应使用不同的危险品标志。出口的危险品,应同时标有我国"危险货物包装标志"和国际上通用的由联合国标准化组织所规定的危险货物标志。国内的标志,国家标准局已颁布了 GB190—73"危险货物包装标志"。国际通用危险品标志则按不同的危险货物分为 9 个类别和若干等级共 19 个图案(见图 2-1),这些危险品标志,不论用纸贴式(纸张规定 10cm×10cm)还是印制在包装上面,均须使用规定的色调和图案。危险品的标志是警告性标志,必须严格遵照国内和国际的规定办理,以免造成意外事故和不必要的损失。刷写运输标志时还应注意:收货人缩写和所在地的外文,应使用大写印刷体字母和阿拉伯数字,标点符号应尽量避免,其他各种标志中的外文也以使用大写印刷体为宜。手写标志应用黑色或其他与底色不同的颜色,并具有防水和不褪色的性能。某些捆扎包装的金属品,应将金属标牌焊在上面,或用铁丝扎紧。柳条筐、竹筐,应用标纸贴在相对两边或用标牌缚在筐上。

4. 药品的标签

药品的标签是药品的重要包装内容之一,是指导合理用药和普及医药知识的主要媒介,也是药品情报的重要来源之一。

国内为加强药品监督管理,规范药品的包装、标签及说明书,保证人民用药安全有效,特制定一些规定。药品包装、标签及说明书必须按照国家药品监督管理局规定的要求印制,其文字及图案不得加入任何未经审批同意的内容。药品包装内不得夹带任何未经批准的介绍或宣传产品、企业的文字、音像及其他资料。凡在中国境内销售、使用的药品,其包装、标签及说明书所用文字必须以中文为主并使用国家语言文字工作委员会公布的规范化汉字。药品的通用名称必须用中文显著标示,如同时有商品名称,则通用名称与商品名称用字的比例不得小于 1∶2,通用名称与商品名称之间应有一定空隙,不得连用。药品商品名称须经国家药品监督管理局批准后方可在药品包装、标签及说明书上标注。提供药品信息的标志及文字说明,字迹应清晰易辨,标示清楚醒目,不得有印字脱落或粘贴不牢等现象,并不得用粘贴、剪切的方式进行修改或补充。

药品的包装分内包装与外包装。

(1)内包装系指直接与药品接触的包装(如安瓿、注射剂瓶、铝箔等)。内包装应能保证药品在生产、运输、贮藏及使用过程中的质量,并便于医疗使用。药品内包装材料、容器(药包材)的更改,应根据所选用药包材的材质,做稳定性试验,考察药包材与药品的相容性。

(2)外包装系指内包装以外的包装,按由里向外分为中包装和大包装。外包装应根据药品的特性选用不易破损的包装,以保证药品在运输、贮藏、使用过程中的质量。

药品的标签分为内包装标签与外包装标签。

(1)内包装标签与外包装标签内容不得超出国家药品监督管理局批准的药品说明书所限定的内容;文字表达应与说明书保持一致。

(2)内包装标签可根据其尺寸的大小,尽可能包含药品名称、适应证或者功能主治、用法用量、规格、贮藏、生产日期、生产批号、有效期、生产企业等标示内容,但必须标注药品名称、规格及生产批号。

（3）中包装标签应注明药品名称、主要成分、性状、适应证或者功能主治、用法用量、不良反应、禁忌证、规格、贮藏、生产日期、生产批号、有效期、批准文号、生产企业等内容。

（4）大包装标签应注明药品名称、规格、贮藏、生产日期、生产批号、有效期、批准文号、生产企业以及使用说明书规定以外的必要内容，包括包装数量、运输注意事项或其他标记等。标签上有效期具体表述形式应为"有效期至××××年××月"或"有效期至××××年××月××日"。

（5）由于尺寸原因，中包装标签不能全部注明不良反应、禁忌证、注意事项的，均应注明"详见说明书"字样。药品的每个最小销售单元的包装必须按照规定印有或贴有标签并附有说明书。

5. 药品包装条码

条形码是由一组按一定编码规则排列的条和空符号，用以表示一定的字符、数字及符号组成的信息。它的设计和识别都可采用程序自动完成。它可分为一维条码和二维条码。

5.1　一维条码

条码技术是在计算机应用中发展起来的广泛应用于商业、医药、邮政、图书等领域的一种自动识别技术，具有输入速度快、准确度高、成本低、可靠性强的优点。我国条形码结构种类主要有两种：标准码和缩短码。标准码由 13 位数字组成，前 2～3 位为国家代码，4～5 位为厂商代码，6～9 位为商品代码，最后 1 位为校验码。当标准码尺寸超过总印刷面积的25％时，允许使用缩短码，缩短由 8 位数字构成，前 3 位为国家代码，第 4 位为厂商代码，第 5 位为商品代码，最后 1 位为校验码。

5.2　二维条码

二维条码是为了解决一维条码无法解决的问题而产生的。因为它具有高密度、高可靠性、纠错功能等特点，所以可以用它表示数据文件、图像等。二维条码是大容量和可靠性信息实现存储、携带并自动识别的最理想的方法，主要用于单证、证照、资料保密等方面。

6. 常用的药品剂型

（1）片剂：素片、糖衣片、肠衣片、薄膜衣片、双层片、含片、咀嚼片、泡腾片、口腔贴片（阿司匹林素片及肠溶片、维仙优双层片、菠萝酶糖衣片、感冒通薄膜衣片、糖钙片、杜灭芬喉片、盐酸小檗碱片、力度伸泡腾片、米可定阴道片）。

（2）注射剂：维生素 C、阿托品、肾上腺素、庆大霉素、醋酸氢化可的松、维生素 D_3、葡萄糖-氯化钠输液（玻璃瓶装、塑料瓶装、袋装）、青霉素粉针剂等注射剂。

（3）胶囊剂：硬胶囊、滴制法软胶囊、压制法软胶囊（头孢氨苄胶囊、维生素 E 胶丸、月见草胶丸）。

（4）丸剂：乌鸡白凤丸、保济丸、六神丸、联苯双酯滴丸、枸橼酸喷妥维林滴丸。

（5）栓剂：小儿退热栓、化痔栓、制霉菌素栓、消炎痛栓。

（6）液体制剂：双氧水、硫酸亚铁糖浆、胃蛋白酶合剂、复方甘草合剂、橙皮酊、碘酊、复方咳必清糖浆、氢氧化铝凝胶、炉甘石洗剂、乳白鱼肝油、舒润滴眼液、滴鼻液、滴耳液。

（7）半固体剂型：红霉素软膏、四环素软膏、氯霉素眼膏、肤轻松乳膏、复方锌糊。

（8）硬膏：伤湿止痛膏。

（9）吸入剂：亚硝酸异戊酯。

（10）气雾剂：异丙肾上腺素、特布他林。

（11）颗粒剂：板蓝根颗粒。

（12）散剂：口服补盐散。

（13）膜剂（薄片剂）：毛果芸香碱膜、避孕药膜。

（14）微型胶囊（微囊）：维生素C微囊。

（15）控释制剂和缓释制剂：口服控释剂如氨茶碱控释片，控释贴膏如硝酸甘油贴膏，眼用控释剂如毛果芸香碱控释眼膜、氯霉素控释眼丸，口服缓释剂如茶碱缓释片。

【能力目标】

1．能区分药品标志。

2．能准确查找药品包装上的印刷的内容并准确说出意义。

3．能识别药品与非药品。

【能力要求】

1．工作准备

非药品、处方药、非处方药、内服和外用的标记卡（条），药品图板 20 片，处方药品 50 个，非处方药品 100 个，非药品若干，二维码样本若干；学生自备实验报告本。

2．工作程序

程序 1　介绍图板　根据图板讲解药品包装印刷中的各个项目：品名、规格、厂家、批准文号、有效期、生产批号、OTC 标记等。

通过药品的品名获悉药品的剂型，如×××片即为片剂，×××胶囊即为胶囊剂，×××软膏、×××乳膏即为软膏剂，×××颗粒即为颗粒剂，×××散即为散剂，×××混悬液即混悬剂，×××口服液即糖浆剂、混悬剂和溶液剂等。

区分药品和非药品。药品可以在包装盒上找到批准文号"国药准字号××××××"、"进口药品注册证"、"国药证字××××"的字样。非药品则找不到，能找到批准文号也可能是"食字××××号"、"健字××××"、"保健×××"、"医械×××"等。非药品与药品的身份确认可以通过批准文号。

程序 2　发放药品　每位同学 5 个药品，并要求有不同剂型，进行分辨查找相关项目，并仔细准确记录在实验报告本上，按照品名、规格、厂家、批准文号、有效期、生产批号、处方药、OTC 还是非药品等。

程序 3　强化药品识别　可运用考核的手段来进行强化，学生可以一对一与教师进行沟通交流。第一，教师任意选取药品或非药品各一个，请学生当面口述药品的品名、规格、厂家、批准文号、有效期、生产批号、处方药、OTC 还是非药品等。第二，识别二维码，选取一个二维码样本，确认药品的国别代码、厂商代码、商品代码等。进行一一强化练习，每个同学都需要过关。

程序 4　提升药品意识　选取 10～15 个药品进行考核训练，以确认学生牢固掌握本技能点。具体要求：能够识别药品印刷上相关标识、如 OTC 标识、外用标识等，能快速而好地完成任务；在规定 3min 内准确地将 15 个样品按药品和非药品分开，OTC 药品和处方药分开，内服、外用和其他用药途径分开。

程序 5　总结点评　本项目主要能让训练者具备熟练观看标签、准确查看标签和分析标签的能力,重在独立完成和独立思考,讲究技术动作到位并迅速,所以增加练习次数是很重要的,药品空盒与真实药品共同观察,以教学与工作岗位进行无缝对接。

教师进行点评训练情况。

【训练任务一】

根据药品的图片填写以下表格,药品实物进行训练(限时 10min 完成)

序号	品名	规格	厂家	批准文号	生产批号	有效期	外观	是否过期
1								
2								
3								
4								
5								

评分标准:与药品保持一致,判断准确,每错一空扣 0.5 分,满分 10 分扣完为止。

【训练任务二】

根据药品的图片填写以下表格,药品实物进行训练(限时 5min 完成)

序号	品名	管理类别	内服或外用
1			
2			
3			
4			
5			
6			
7			
8			
9			
10			

注:管理类别为药品和非药品,处方药和非处方药。

评分标准:与药品保持一致,判断准确,错一空扣 0.5 分,满分 10 分扣完为止。

【思考题】

1. 药品与非药品如何区分?
2. 看药品标签如何确定药品剂型?

项目三　解读药品说明书

随着医疗卫生制度的改革,我国把目前的药品划为处方药品和非处方药品两大类,这将大大拓宽医药面向家庭的空间,使得每一个家庭自购药的机会随之增加了许多。但是药品毕竟与日常食品和日用品不同,需要在一定的专业知识指导下使用。为此,每一种药品都会有专门的说明书介绍其功效和用途,所以,读懂药品说明书是合理自购药的前提。

学习目标

知识目标
- 熟悉药品说明书的收载内容。
- 熟悉说明书中相关项目条目的意义。

 【知识要求】

药品说明书是随药品一起附入装盒或箱内的有关该药品的资料,应列有以下内容:

【药品名称】

通用名称:

商品名称:

英文名称:

汉语拼音:

拉丁名称:

【成分】

【性状】

【处方组成】

【作用类别】

【临床研究】

【适应证】

【用法、用量】

【不良反应】

【禁忌】

【注意事项】

【孕妇及哺乳期妇女用药】

【儿童用药】

【老年患者用药】

【药物相互作用】

【药物过量】

【药理毒理】

【药代动力学】

【规格】

【贮藏】

【包装】

【有效期】

【批准文号】

【生产企业】

企业名称:

生产地址:

邮政编码:

电话号码:

传真号码:

网址:

1 药品名称

药品名称是药品标签上的主要内容,药品的名称又可分为通用名、商品名、英文名、汉语拼音及其化学名称等。

1.1 通用名

通用名即经国家药品监督管理局批准载入国家正式药品标准的法定药品名称。通用名应做到科学、明确、简单,避免采用可能给患者以暗示的有关药理学、治疗学或病理的药品名称,也不得使用代号。如:治疗消化性溃疡药奥美拉唑。药品的通用名不得作为药品的商品名进行注册。在药品的包装、标签及说明书上必须用中文显著标示药品的通用名。

1.2 商品名

药品商品名称须经国家药品监督管理局批准后方可在药品包装、标签及说明书上标注。每个药品生产厂家都可以替自己的产品申请注册商品名,如通用名为奥美拉唑的药物,常州第四制药厂生产的商品名为"奥克",扬州制药厂生产的商品名为"奥西康",由康恩贝集团生产的商品名为"金康",由阿斯利康(无锡)生产的商品名为"洛赛克"等等。在商品经济活动中,商品名也属于知识产权的范畴,它具有参与市场竞争的特殊功能。

1.3 外文名

为了避免药品名称的混乱对人们用药的潜在危害,世界卫生组织一直要求"发展、制定和推行代表生物制品、药品以及类似产品的国际标准"。世界卫生组织与各国专业术语委员会密切协作,为每一种在市场上按药品销售的活性物质起一个世界范围内都可以接受的唯一名称,即药品的国际非专利名称(International Nonproprietary Name,INN)。

采用国际非专利药名的好处很多,主要有:便于识别药品,有利于对药品的监督管理,便于国际协作和交流。我国专业术语系统命名的权力归国家药品监督管理局药典委员会。

1.4 汉语拼音

汉语拼音是对药品的通用名进行标注,对有些易发生误读的音,可查药品标准或药品说明书的汉语拼音确认。如头孢唑林钠中的"唑",其发音易发生错误,查药品标准为

"Toubaozuolinna"即可得知为"ZUO"。

1.5 化学名

根据药物的化学结构,按照一定的命名原则对药物制定的名称,如抗甲状腺药卡比马唑的化学名为 3-甲基-2-硫代-2,3-二氢-1*H*-咪唑-1-甲酸乙酯。对药品的化学名称的阅读,可以帮助医药工作者判断药品的分类。

2 适应证

适应证也称作作用与用途,在一些中成药的说明书中也常用"功能与主治"表示。服药一定要在适应证范围内,尤其是 OTC 药物,应按照适应证服用,避免错服。

3 用法与用量

剂量以"一次××(或者××～××)(重量或容量单位,如 g、mg、μg、L、ml 等),一日×(或者××～××)次"。不采用"××(或者××～××)/次,×次(或者×～×次)/日"的表示方法,也不以"d"代替"日"。如该药品为注射液、注射用无菌粉末、片剂、胶囊剂、丸剂、颗粒剂、冲剂、口服溶液剂、膜剂或栓剂等,则须在重量或容量单位后以括号注明相应的计数(如片、粒、包、支、安瓿等),如:"一次×片,一日×次","一次×支,一日×次"等。

有些药物的剂量分为负荷量及维持量,或者用药时从小剂量开始逐渐增量,以便得到适合患者的剂量,或者必须在饭前或饭后服用,这些事项应当详细说明。需进行疗程用药的则必须注明疗程剂量、用法和期限。如该药品的剂量需按体重或体表面积计算,则以"按体重一次××/kg(或者××～××/kg),一日×次(或者×～×次)",或者以"按体表面积一次××/m^2(或者××～××/m^2),一日×次(或者×～×次)";不连写成"××(或者××～××)/kg/日"或者"××(或者××～××)/m^2/日"。

4 不良反应

不良反应指在按规定剂量下正常应用该药品的过程中产生的与治疗无关的副作用、毒性和过敏反应等。许多药物在使用过程中会出现各种不良反应,除药物本身的特性外,还与用药者的身体素质、健康状况有关,如有过敏体质的人使用青霉素、链霉素容易发生过敏反应。有些药品口服后会刺激胃肠道引起恶心、呕吐等反应,这些在说明书中都会注明。注意阅读不良反应,加强用药的自我监测,有助于一旦出现不良反应,及时采取措施。

5 禁忌

列出了禁止应用该药品的人群或疾病情况。

6 注意事项

说明使用该药品时必须注意的问题,如服药期间的饮食禁忌、需要慎用的情况、用药过程中需要观察的情况和用药对临床检验的影响等。

7 药物的相互作用

列出与该药品产生相互作用的药物,并说明相互作用的结果及合并用药的注意事项。

8 有效期

药品的有效期是指在一定的贮存条件下,能够保证药品质量的期限。药品有效期的计算按生产批号(以生产批号为准)下一个月 1 日算起。根据新修订的药品管理法规定,未标明有效期或者更改有效期的药品按劣药处,所以对药品都要制定有效期。标签上有效期具体表述形式为"有效期至××××年××月"。

9　药品的批准文号

国家于 2002 年 1 月实行新格式的批准文号,原格式批准文号在 2003 年 6 月 30 日后禁止使用。

药品批准文号新格式为:国药准字＋1 位字母＋8 位数字;试生产药品批准文号格式:国药试字＋1 位字母＋8 位数字。

化学药品使用字母"H",中药使用字母"Z",保健药品使用字母"B",生物制品使用字母"S",体外化学诊断试剂使用字母"T",药用辅料使用字母"F",进口分包装药品使用字母"J"。数字第 1、2 位为原批准文号的来源代码,其中"10"代表原卫生部批准的药品,"19"、"20"代表 2002 年 1 月 1 日以前国家药品监督管理局批准的药品,其他使用各省行政区划代码前两位的,为原各省级卫生行政部门批准的药品。第 3、4 位为换发批准文号之年公元年号的后两位数字,但来源于卫生部和国家药品监督管理局的批准文号仍使用原文号年号的后两位数字。数字第 5 至 8 位为顺序号。

10　药品的生产批号

在药品的生产过程中,在一连续生产周期中生产出来的药品为一批。药品的批号是用于识别"批"的一组数字,每批药品必须指定生产批号,并将其印在药品包装上。我国的药品批号一般用 6 位数字表示,前 2 位表示年份,中间 2 位表示月份,后两位有的表示产品在当月的批次,也有的表示生产的具体日期。

药品批号的作用有两点:第一,判断药品的生产时间;第二,在药品的抽样检验出现问题时,可根据药品的批号,将不合格药品的一批较容易地查出,以保证人民的用药安全。

【能力目标】

1. 能正确解读药品说明书。
2. 能给自购药者提供药学服务。

【能力要求】

1. 工作准备

材料:每名学生 3～5 份药品说明书;学生自带实验报告本。

2. 工作程序

程序 1　抽取 1 份药品说明书　说出该药品的名称(包括通用名、商品名)。

程序 2　解释该药品的适应证　详尽解释怎样的病症能使用此药品,轻、中、重情况下作出分析。

程序 3　解释该药品的用法用量　怎么用(外用、内服、直接吞服还是开水冲服等),用多少(剂量:剂量从少到大,还是首剂量加倍等)。

程序 4　解释该药品的不良反应　药品的不良反应是客观存在的,基本不能避免,只是通过我们合理使用药品,把不良反应的风险能降到最低,做到降低副作用,不出现毒性反应。

程序 5　解释该药品的禁忌证　关注心血管疾病的禁忌问题,为了用药的安全性,减少严重危险事件的发生。

程序 6　解释该药品的注意事项　同样也是安全性问题,帮助我们如何关注,什么是风险提示信号,并能及时去预防或停止风险继续。

程序7　解释该药品的药物相互作用　注意合理用药,在药物联用时特别注意药物相互作用。

程序8　解释该药品的有效期　药物使用和存放时应特别注意药品的有效期以保证用药在药品的有效期内,以保证用药安全。

【训练任务一】

训练要求:写出下列药物的适应证和用法用量:

序号	药名	适应证	用法用量
1	阿莫西林颗粒		
2	头孢他啶注射剂		
3	克拉霉素片		
4	诺氟沙星胶囊		
5	阿昔洛韦注射液		
6	左旋咪唑片		
7	吲达帕胺片		
8	普鲁卡因注射液		
9	阿司匹林肠溶片		

【训练任务二】

训练要求:简述下列药物的注意事项及药物相互作用:

序号	药名	注意事项	药物的相互作用
1	小儿氨酚黄那敏颗粒		
2	新斯的明注射液		
3	吡拉西坦片		
4	氯丙嗪片		
5	硝酸甘油注射液		
6	普罗帕酮注射液		
7	去乙酰毛花苷注射液		
8	氨溴索口服液		
9	沙丁胺醇气雾剂		
10	奥美拉唑肠溶片		

【训练任务三】

训练要求:简述下列药物的不良反应及禁忌证:

序号	药名	不良反应	禁忌证
1	螺内酯片		
2	氢化可的松注射液		
3	阿卡波糖片		
4	罗格列酮片		
5	黄体酮注射液		
6	氯雷他定片		

【思考题】

1. 你认为怎样服药才能发挥药品的最大效果？为什么？

2. 你知道干吞药片有什么害处吗？你认为可以用各种饮料替代水送服药品吗？为什么？

项目四　药品真伪辨别

伪劣假药品害人不小,要做好伪劣假药品防范,坚决抵制伪劣假药品作为一项长期的斗争任务;有丰富药品专业知识很重要,如何辨别药品真伪是一项经验性的工作,要获得一些有用案例,丰富我们的经验认识,练就辨别药品真伪的技能。

学习目标

知识目标
- 熟悉伪劣假药品的特点。
- 熟悉伪劣假药品的现象及资料。
- 掌握简易的识别假劣药品的方法。

【知识要求】

药品的质量特性是药品满足预防、治疗、诊断人的疾病、有目的地调节人的生理功能的要求有关的固有特性。其表现为:

1. 安全性

安全性是指药物商品在按规定的适应证、用法和用量使用的情况下,对使用者生命安全的影响程度。由于药品具有两重性,其不良反应是客观存在的,所以也是评价药品质量最重要的指标之一。大多数药物商品均有不同程度的不良反应。药物商品只有在有效性大于不良反应的情况下才能使用。假如某物质对防治、诊断疾病有效,但对人体有致癌、致畸、致突变的严重损害,甚至致人死亡,则不能作为药物商品。安全性也是药物商品的基本特征。

2. 有效性

有效性是指在规定的适应证、用法和用量条件下,能满足预防、治疗、诊断人的疾病、有目的地调节人的生理功能。药品的有效性是人们使用药品的唯一目的,是评价药品质量最重要的指标之一。有效性是药物商品的基本特征,若对防治疾病无效,则不能成为药物商品。药物商品的有效程度的表示方法,在国外采用"完全缓解"、"部分缓解"、"稳定"等类别,国内采用"痊愈"、"显效"、"有效"予以区别。

3. 稳定性

稳定性是指药物商品在规定的条件下保持其安全性和有效性的能力。规定的条件包括药物商品的有效期限以及药物商品生产、储存、运输和使用的要求。假如某物质不稳定,极易变质,虽然具有防治、诊断疾病的有效性和安全性,但也不能作为商品药。稳定性是药物商品的重要特征。

4. 均一性

均一性是指药物商品的每一单位产品(制剂的单位产品,如一片药、一支注射剂等;原料

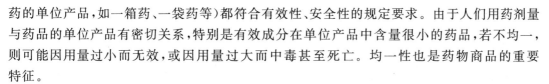

药的单位产品,如一箱药、一袋药等)都符合有效性、安全性的规定要求。由于人们用药剂量与药品的单位产品有密切关系,特别是有效成分在单位产品中含量很小的药品,若不均一,则可能因用量过小而无效,或因用量过大而中毒甚至死亡。均一性也是药物商品的重要特征。

5. 经济性

经济性是指药物商品生产、流通过程中形成的价格水平。药物商品的经济性对药物商品价值的实现有较大影响。若成本价格过高,超过人们的承受能力,则不能作为药品供普通患者使用,而只能供少数人使用。药物商品的经济性对药品生产企业十分重要,若成本低,则可提高企业的经济效益。

1　假药的情形

① 国务院药品监督部门规定禁止使用的;

② 依照《中华人民共和国药品管理法》必须批准而未经批准生产、进口,或者依照本法必须检验而未经检验即销售的;

③ 变质的;

④ 被污染的;

⑤ 使用依照《中华人民共和国药品管理法》必须取得批准文号而未取得批准文号的原料生产的;

⑥ 所标明的适应证或者功能主治超出规定范围的。

药品所含成分是指该药品发挥作用的有效成分或活性物质,是决定药品效果和质量的决定因素。不同的药物成分其理化性质、药效是不一样的,使用中的安全性也有所不同。已经通过审查批准并进行合法生产的药品,其质量标准中都有确定的技术指标和相关要求。这样规定的目的就在于确保该药品质量和在预防、治疗及诊断中的效能与安全性。擅自改变国家药品标准中业已规定的药品所含成分,致使药品所含成分与国家药品标准规定的成分不符,就不能保证在使用中拥有确切的药效,更不可能保证使用者安全有效地用药,因此将其列为假药。

每一种药品都有其确定的适应证或功能主治。非药品不具有药品特定的功效,如果被使用,轻者可延误病情,严重危害使用者的生命安全。它种药品与被冒充药品的一个重要区别就在于它们的适应证或功能主治以及服法用量、用药注意事项不同。

2　劣药的情形

① 未标明有效期或者更改有效期的;

② 不注明或者更改生产批号的;

③ 超过有效期的;

④ 直接接触药品的包装材料和容器未经批准的;

⑤ 擅自添加着色剂、防腐剂、香料、矫味剂及辅料的;

⑥ 其他不符合药品标准规定的。

药品成分含量不符合国家药品标准的情形,虽不像药品所含成分与国家药品标准规定的成分不符那样危害严重,但它也同样会给使用者带来不安全的隐患,同样可能造成患者贻误治疗时机甚至危及患者的生命安全的严重后果。药品成分含量低于规定标准,使用者在使用后达不到应有的治疗作用;超出规定标准,则可能会造成使用者的超量服用,危害健康。

药品有效期是指药品在一定储存条件下,能够保持质量不变的期限。新药的申报审核中,药品的理化性质尤其是稳定性的研究及实验数据的审核是一项非常重要的内容。药品有效期的长短与药品的稳定性密切相关。有些稳定性较差的药品,在储存中,药效降低,毒性增高,如果继续使用,就可能对健康造成危害,因此不能再作药用。为此,对药品必须制订有效期。药品有效期是在经过大量科学试验(非临床试验及临床试验等)基础上,根据每一药品稳定性的实际情况而作出的。药品生产企业或经营企业盲目生产或购进,为了自身的经济利益而实施更改药品有效期的欺骗行为和违法行为,其后果是对使用者造成无法预见的危害。生产销售超过有效期规定药品,由于其内在质量无法保证,安全有效也无从谈起,因此应将其按劣药论处。

药品生产批号的含义是指:用于识别药品批次的一组数字或字母加数字。用之可以追溯和审核该药品生产的历史。在生产过程中,药品批号主要起标示作用。根据生产批号和相应的生产记录,可以追溯该批药品的原料来源、药品形成过程的历史;在药品形成成品后,根据销售记录,可以追溯药品的市场去向,药品进入市场后的质量状况;在需要的时候可以控制和回收该药品。在我国,以药品生产批次为准,药品有效期的计算也是自生产批号推算。因此,不注明或更改生产批号的行为,其结果等同于未标明有效期或更改有效期。

直接接触药品的包装材料和容器是否污染容器内的药品以及是否影响该药品的稳定性至关重要。一些药品,尤其是药品制剂,剂型本身就是依附包装而存在的,如注射剂的玻璃瓶、胶塞等。由于药品包装材料、容器组分、选材、生产工艺的不同,有的组分可能被所接触的药品溶出或药品相互产生化学作用,或被药液长期浸泡腐蚀脱片,有些甚至造成药品被污染,因而直接影响药品的质量。直接接触药品的包装材料和容器必须经由药品监督管理部门在审批药品时一并审批。药品生产企业如果使用未经批准的直接接触药品的包装材料和容器,其药品质量就无法得到保证,因此应将其按劣药论处。

药品所含有的各种成分,在审批过程中是经过充分的科学论证和大量试验检测而予以肯定的。生产药品所需的原料、辅料必须符合药检所的质量检验结果要求。任何未经批准擅自添加着色剂、防腐剂、香料、矫味剂等辅料,都可能会改变药品理化性质和药效,改变药品标准,影响药品质量,甚至可能危害健康,因此,应将其按劣药论处。

3 药品的包装

3.1 保护商品

药物商品从生产领域进入到流通领域,再从流通领域进入消费领域,需要经过多次装卸、运输、储存、配销与销售等各种作业,在空间位移、时间延续的周转过程中,药物商品由于受各种自然因素的影响,如物理的、机械的、化学的、生物的因素影响,致使医药产品质量发生变化,甚至丧失药物商品使用价值。由于受温度、湿度、空气中的氧和有害气体、阳光等因素的影响,致药物商品脱水干裂、潮解溶化、腐烂变质、氧化变色、老化变质、锈蚀等;也有因包装不好,遭受细菌、微生物的侵入,致使药物商品虫蛀、霉变、腐败等等。这就要求我们根据药物商品的性状和运输条件,选择适当的包装材料、包装容器和包装方法,采用一定的包装技术,对商品进行包装,以防止商品受损,达到保护商品的目的,并使它完好无损地到达消费者手中。保护商品是包装最基本的作用。

3.2 便于流通

包装为药物商品流通提供了条件和方便。药物商品的形态多种多样,其大小、造型、形态、外观均不同。药物商品在流通领域要进行数量的交接、搬运、堆码和零售等工作,若无适当的包装,势必增加困难,因而必须将药物商品按一定的数量(或重量)、形状、尺寸规格、大小相互配套进行包装。包装上应标明药物商品内装的数量、规格、价格等,并根据药物商品的性质,恰当地使用包装材料和容器,使药物商品的外形规范化、集合化,以利于在流通过程的管理中对商品的识别和销售统计。商业现代化包括储运现代化和零售方式的现代化,其核心就是机械化、自动化。包装应与之相适应,以便使商品能在进、销、存中,由计算机自动分类、堆码、调运,自动统计、结账等。包装还提高仓容利用率和储存效果,加速药物商品流转,提高药物商品在流通过程中的经济效益。此外,有些药物商品本身没有一定的集合形态,如液体、气体、粉末状的药物商品,离开了包装,就不能进入流通领域更无法使用。又如口服液、酊剂、液体针剂及某些气体药物商品,只有在有包装物的辅助作用下,才能实现其使用价值。此外,药物商品包装应易于开启与封闭,使用完的包装废物应易于处理。尤其是在非处方药(OTC)销售中,由于包装有传递商品信息的功能,因此,在自选商场或超市中,可任人选购,最终能借助于电脑扫描系统显示累计的货款,从而大大提高了商品管理效率。由此可见,包装在药物商品流通过程中必不可少。

3.3 美化装潢、促进销售

在市场经济中,药物商品间竞争主要包括三方面:质量竞争、价格竞争和包装竞争。优质药物商品包装体现了产品的高质量,体现了制造商对用户负责的精神,增强了商品的竞争力。新颖别致的药物商品包装设计与造型,以及具有独特风格的美术装潢,能给人以美的享受,能诱导和激发消费者的购买欲望。消费者对包装产生兴趣,进而产生购买商品(如保健食品、滋补中药、非处方药)的欲望。因此,包装和装潢在购买者与药物商品之间起着联结(媒介)作用,起着宣传、美化商品,推销商品的作用。

在信息时代,包装也是制造商广泛使用的广告手段之一,他们通过包装向消费者介绍新产品的特点、功能、与老产品或其他产品的区别,介绍新产品的使用原料、制造方法、使用价值等。商品生产的发展,特别是 OTC 药品进入自选商店和超市的兴起,购买的形式和商品的陈列方式的改变,药物商品能够"自己替自己做广告,自己推销自己",这时,包装就成了能否促进商品销售的决定性因素。由此可见,包装可称得上是"无声的推销员"。

3.4 方便消费

随着人们消费水平的提高,绝大多数的销售包装都是随着药物商品一起交给消费者的。药物商品包装大小适宜、形式多样,对消费者来说,使用方便、携带方便、保管方便是极其重要的。药物商品中的药品包装还标示着药品名称、成分、规格、适应证、用法用量、储藏、不良反应、禁忌证、注意事项、包装、生产日期、生产批号、有效期、批准文号,以及生产企业的文字、商标、说明等,它既可保证药物商品不被假冒,又介绍了药物商品的成分、性质、用途和使用方法,对消费者能起指导作用。由此可见,包装可称得上是无声的"商品讲解员"。

4 药品与保健品的区别

药品是用于疾病的治疗、诊断和预防的,保健品是用来保健和辅助治疗的,两者之间有着明显的区别。但是有的产品如维生素、矿物质元素类产品有的是药品,有的却是保健品,应该如何区分呢?

第一,药品的生产及其配方的组成,生产能力和技术条件都要经过国家有关部门严格审查并通过药理、病理和毒理的严格检查和多年的临床观察,经过有关部门鉴定批准后,方可投入市场。保健品不需经过医院临床实验等便可投入市场。这样,属于药品的必然具有确切的疗效和适应证,不良反应明确。而保健品则没有这个过程,没有明确的治疗作用。

第二,生产过程的质量控制不同。作为药品的维生素类产品,必须在制药厂生产,空气的清洁度、无菌的标准、原料的质量等必须符合国家药品食品监督管理局对制药厂的质量控制要求,目前,要求所有的制药厂要达到GMP(药品生产质量规范);而作为食品的维生素类产品(食字号),则可以在食品厂生产,其生产过程的标准要比药品的生产标准低。

第三,疗效方面的区别。作为药品,一定要经过大量的临床验证,并通过国家药品食品监督管理局审查批准,有严格的适应证,治疗疾病有一定疗效;而作为食品的保健品,则没有治疗的作用,不需要经过临床验证,仅仅检验污染物、细菌等卫生指标,合格就可以上市销售。

不同的国家对药品和保健的管理也不同,批准文号的撰写药品与保健品不同,药品一般以"国药准字号×××××××",保健品一般为"(地方简称)食健×××××××"或"卫食健字×××××"。保健品还会有特殊的标志"蓝帽子",如图4-1所示,药品没有。

图4-1 保健食品标志

5 真伪药品的档案

5.1 胃苏冲剂真假鉴别

真品特征:包装盒和塑料袋印刷精致,防伪图案呈烟灰色,橄榄枝和手指轮廓清晰。冲剂呈棕色颗粒,均匀,有芸香料药材特有的香气,味苦。

伪品特征:包装盒印刷清晰度较差,防伪图案呈烟灰色变黑,橄榄枝较模糊,手指轮廓模糊,有阴影。塑料袋上防伪图案橄榄枝和手指轮廓清晰度差。冲剂呈棕黄色颗粒,不均匀或细小,表面可见白色结晶物,有的可见黑色焦屑状物。无芸香料药材特有的香气,味甜,不苦。

5.2 康必得片真假鉴别

真品特点:包装盒纸质和印刷质量较好,批号字体大小一致、清晰、整齐。药片除去糖衣后显褐色,断面颜色均匀,苦味,室内放置具有引湿性。

伪品特征:包装盒纸质和印刷质量较差,批号字体大小不一致。药片除去糖衣后显浅灰或灰黄色,断面不均匀,有的呈颗粒状,不苦,室内放置无引湿性。

5.3 三九皮炎平软膏真假鉴别

真品特征:包装盒印刷精致,有明显的立体环形图案呈收放状变化,舌扣的切口为直角,批号字迹成锐压。说明书上"999"及"注册商标"水印色深,字迹正确无误,印刷时无墨点飞溅痕迹。管口可见"999"字样,管口易被戳穿,内容物为白色乳剂型软膏,挤出成条状,膏质均匀,半透明,有樟脑味的芳香。

伪品特征:包装盒印刷质量差,有的有明显的色差,无立体环形图案,或呈收放状态不明显,舌扣有的切口为斜角,批号字迹呈钝压。说明书上"999"及"注册商标"水印色深,字迹不清楚,有印刷时墨点飞溅痕迹。管口无"999"字样,管口不易被戳穿,内容物为白色乳剂型软

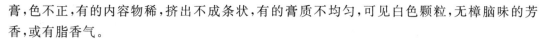

膏,色不正,有的内容物稀,挤出不成条状,有的膏质不均匀,可见白色颗粒,无樟脑味的芳香,或有脂香气。

5.4 吗丁啉(多潘立酮)片真假鉴别

真品特征:包装盒纸质较好,内面为白色,舌扣的切口为直角,切口长约为 0.2cm,舌扣的边缘整齐,盒盖的折痕清晰规则并明显向内凸出,纸盒上批号为锐压,字迹轻细。说明书纸质较厚,为七折八面,边缘能对齐,下方有褐色长方形标记。铝塑板上批号打印清晰,药片表面光洁,味先微甜后微苦,入水后能较快崩解。

伪品特征:包装盒纸质较差,内面为灰白色,舌扣的切口常为斜角或较浅直角,舌扣的边缘有毛刺,盒盖的折痕不规则,向内凸出不明显,纸盒上批号为钝压。说明书纸质较薄,有的印刷质量差或为复印件,折叠不规范。铝塑板上批号打印清晰度不高,药片表面光洁,有的味甜不苦,或苦而不甜、或无味,有的入水后不易崩解。

5.5 阿莫西林胶囊真假鉴别

真品特征:外包装盒上笔迹印刷清晰,并有光泽,铝塑板上批号清晰,包装盒舌扣的切口为直角。胶囊比较饱满,表面清洁,内容物为白色或类白色结晶性粉末,无滑腻感,有青霉素样特异臭味,手捏有颗粒感。

伪品特征:外包装字体粗拙,铝塑板上批号恍惚不清,包装盒舌扣的切口为斜角。胶囊不饱满,表面有粉末状物,内容物多为白色的粉末,手摸平滑,无青霉素样特异臭味。

5.6 芬必得胶囊真假鉴别

真品特征:包装盒上字迹、图案清晰。说明书纸质有光泽,印刷清晰,标志线整齐。胶囊有光泽,印字清晰不易擦掉,内容物为白色半透明小丸,大小均匀,明亮,用手指甲压小丸,压碎时可听见清脆的响声。

伪品特征:包装盒上字迹、图案不清晰。说明书纸质差,印刷文字模糊,标志线不整齐。胶囊印字不清晰,易擦掉,内容物为白色半透明小丸,大小不均匀,明亮,用手指甲压小丸,压碎时可听不见清脆的响声。

5.7 达克宁乳膏真假鉴别

真品特征:舌扣相同并且都为直角,切口处无毛刺;内容物纯白色;铝管上红底白字"达克宁"无重影,字迹清晰。管尾双色环带色均,膏质均匀。在验钞机荧光灯下,可见"亚峰"注册商标。

伪品特征:舌扣不相同,并且切口及边缘有毛刺;内容物淡黄白色,铝管上"达克宁"重影,白字痕里有红色污染。双色环带色不均,膏质粗糙不均,有的破乳。在验钞机荧光灯下,无"亚峰"图案。

5.8 快克胶囊真假鉴别

真品特征:外包装舌扣相同并且都有直角,切口处无毛刺。外包装精致,批号打印清晰,胶囊内容物颗粒大小均匀,色泽一致,有品性。

伪品特征:外包装舌扣不相同,多为斜角,切口及边缘有毛刺。外包装粗糙,批号打印不清晰,胶囊内容物颗粒大小不均匀,色泽不一致。无品性,暗淡无光。

5.9 息斯敏片真假鉴别

真品特征:批号为锐压,舌扣为直角,字体一致,切边光滑,纸质较好。药片入口即溶,不粘舌,味微苦而后甜。说明书白色,纸质薄而柔软,机折叠,7 道折痕清晰,笔直;小盒的批号和有效期钢印压痕清晰,个别字码压痕较浅。包装盒在紫外光下,"息斯敏片剂"四字有白色荧光。

伪品特征:批号、有效期钢印压痕不清晰,字体同真品不一致,切角不规则,切边有毛刺,纸质差。药片入口不溶解,粘舌,无味或只有苦味。说明书纸质厚,变黄,手工折叠,折痕不直,小盒批号和有效期的钢印压痕不清。"息斯敏片剂"四字没有白色荧光。

5.10 康必得片真假鉴别

真品特征:片心显褐色,有引湿性。批号数字大小一致、清晰、整齐。

伪品特征:片心有的显浅灰色,有的显黄白色,有的显浅淡红色。无引湿性。批号数字大小不一致。

5.11 硝苯地平缓释片(尼福达)真假鉴别

真品特征:外包装字迹、标签印刷清晰,有注册商标、批准文号、产品批号、生产日期和生产企业,外包装颜色有光泽,瓶身深棕色,说明书有剪口,正面纸质比较光滑,背面比较粗糙,为机器折叠,较平整,剂型薄衣片剂,除去薄衣后显黄色。

伪品特征:外包装生产日期印刷模糊,或无批准文号、注册商标;外包装颜色泛黄,瓶身浅棕色。说明书无剪口,正反面纸质一样光滑,为手工折叠而不够平整;剂型薄衣表面露底,药片颜色不均匀。

5.12 氨酚待因片真假鉴别

真品特征:外包装盒四周为天蓝色,字体及印刷精美、颜色纯正,英文名为:"PARCETAMOL AND CODINE PHOSPHATE TABLETS"。铝塑板字迹清秀,笔画较细,字体较小。药片纯白、表面光滑细密、边缘整齐,所压"氨酚待因"四字清晰,无掉块断笔现象,药片断面在阳光下有亮晶,火烧易燃烧,先有黄棕色油润现象,接着流油似油毛毡着火,不易熄灭,燃后几乎无残渣。

伪品特征:包装盒四周为深蓝色,印刷粗糙,英文名为:"TABLLAE PARACETAMOLI ETCODEINI"。铝塑板字迹呆板,笔画较粗,字体较大。药片清白色,表面颗粒状发泡、疏松、边缘不整齐,所压"氨酚待因"四字深浅不一,有掉块断笔现象,药片断面在阳光下无亮晶,火烧几乎不燃。

5.13 洛赛克真假鉴别

真品特征:包装盒批号用95％的乙醇可擦掉,标签标明每瓶14粒,内容物粗细各异,不规则外形,白色疏松块状或粉末,说明书是用机器折叠,非常规则,胶囊上印有"losac"字样,口感极苦。

伪品特征:批号不清楚,标签颜色比例暗,质地软,印刷笔迹边沿不清晰,粒体粗细不均,标签每瓶数量不等,巨细比例匀称,类圆形或近圆形,白色粉末,说明书用手工折叠,不规则,胶囊上无"losac"字样,味不苦。

5.14 白加黑真假鉴别

真品特征:包装盒为芬兰白卡纸,表面光洁、白皙,背面略偏黄,刮开其防伪标识可见防伪数字,产品批号为非同期印制,太阳的牙为白色,侧面药物组成、批准文号处印字清晰。说明书纯白色,折痕非常清晰,材质较厚,黑色条处黑色纯净,横线处边缘曲折;塑板延长向弯曲,印字清晰,白色片为类白色,泡罩上无药粉,压痕清晰,且较宽;干燥剂为2个完整印字单元,挺括。

伪品特征:包装盒为普通白卡纸,表面偏暗,背面为白色,刮开其防伪标识无防伪数字,可不能刮开,产品批号为同期印制,太阳的牙为黄色,侧面药物组成、批准文号处部分印字不清晰。说明书微黄色,折痕不清晰,材质较薄,黑色条处黑色不纯净,横线处边缘平滑;塑板平直,印字不清晰,白色片为纯白色,泡罩上有药粉,压痕不清,且较细。干燥剂为非 2 个完整印字单元,柔软。

5.15 严迪真假鉴别

真品特征:外包装字迹清晰,在日光下观察,背景图案清晰可见;药片外观完整光洁,味极苦;火烧易燃,有大量油状物渗出。

伪品特征:外包装盒字迹较细,在阳光下观察,背景图案暗淡无光;药片外观质地疏松粗糙,味微苦,火烧不易燃,药片变形或炸裂。

5.16 感康真假鉴别

真品特征:外包装盒紫、红、黄三色鲜艳,字迹清晰,笔画粗细均匀;内包装铝箔包装上字迹清晰,擦不掉;药片呈微黄色,味苦;其断面在日光下有亮晶,火烧易燃,有棕黄色油状物渗出。

伪品特征:外包装盒紫、红、黄三色暗淡,字迹笔画粗细不均,注册商标图案不清晰;内包装盒铝箔上字迹不清,用手一擦即掉;药片呈灰白色或灰黄色,味微苦;其断面在日光下无亮晶,火烧不燃,药片变烟黑色。

6 基本鉴别方法

6.1 药品标签的识别

合格品药必须具有注册商标、生产厂家、批准文号、品名、主要成分、适应证、用法、用量、禁忌、规格、不良反应和注意事项等内容,规定有效期的药品,还必须注明有效期。假冒药多没有注册商标;有的标签可能包括正品药标签的内容,但其注册商标、批准文号是伪造的;印刷质量低劣,字迹不清,颜色不正,个别甚至有错别字,英文字母也有错,文句不通,或字体大小不一;有的则根本就不具备正品药标签的内容。

如何识别进口药品呢?国家规定,进口药品包装、标签、说明书上应标明"进口药品注册证号"(如新加坡、欧美等国外企业生产的药品)或"医药产品注册证号"(中国香港、澳门、台湾地区生产的药品),且进口药品包装、标签、说明书所用文字必须以中文为主。如果发现外包装没有标示"医药产品注册证号"或"进口药品注册证号"的,则很有可能是假冒进口药。特别是"肚痛健胃整肠丸"、"八宝惊风散"、"保婴丹"、"活络油"等药品都是重点的假冒对象,假冒的上述药品外包装、标签、说明书上未标注进口药品注册证号。

6.2 药品外观的识别

一看。①一般片剂:有无变色、花斑、发霉、黏结、片面缺损、不光洁、结晶体析出等现象。②糖衣片:应是白色或其他颜色,表面光滑。如果药品表面褪色、露底、或变色发霉、粘连、糖衣片裂开,或出现斑点等都不能使用。③胶囊剂:如有发霉、变软、碎裂、外壳有小孔,都不能使用。④散剂:如发黏、结块、发霉,则不能使用。⑤眼药水:如有结晶、絮状物或毛点、变色、浑浊、沉淀等都表示药黏已变质,不能使用。⑥注射剂:如安瓿破裂、封口不严、色泽不均匀、有异物沉淀,注射用粉针剂出现变色,严重结块、粘瓶或潮解都不能使用。药品超过有效期也不能销售、使用。

二闻,主要是闻气味。如地奥心血康胶囊,真品有浓腥臭味。盐酸林可霉素注射液具有大蒜或腌菜臭味。合成鱼腥草素片具鱼腥草臭味。头孢氨苄胶囊,用手捻药粉有皮蛋臭味。

三尝,尝胶囊内容物味道。如快克胶囊,真品味苦,假品味涩。阿莫西林胶囊,真品味微苦,假品有玉米淀粉味。

四试,如复方新诺明片易燃烧,假品不燃。

五送,在购销使用过程中,如对药品质量有怀疑,应送药检部门检验,合格者方可使用。

7 职业素养

熟悉国家对假劣药品的规定,对掌握的药品知识要求高,注意平时的知识积累。识别时谨慎、心细,多种方法应用。

【能力目标】

1. 能区分药品、伪劣药品和保健品。
2. 能准确查阅相关真假药品的档案。
3. 能准确区分药品的真伪,并给出正确理由。

【能力要求】

1. 工作准备

药品样本(15~20个,包括合格的药品和假劣药品)、工作服、放大镜、笔等。

2. 工作程序

程序1 查阅真假药品档案 参看以上真假药品档案。

程序2 观察外包装 看是否完整,切口是否平整,印刷是否清晰和牢固。

程序3 查阅产品生产企业 标注的生产企业是否实体企业,如产品名称:"诺康舒眠宁",标示研制单位名称:"中国中医药(国际)精神病医学研究总院"。产品名称:"辉瑞健脑回春丹",标示研制单位名称:"中国科学院脑病研究中心"。产品名称:"宜康活力胶囊",标示研制单位名称:"北京糖尿病研究所"、"中国生物科学制药有限公司"。产品名称:"舒络疝立消",标示研制单位名称:"中华国际疝病治疗中心"、"中华国际疝病(京)治疗中心"。看上去生产单位非常了不得,都是"中国什么"和"中华什么",可是仔细一看没有一个是正规的生产企业(实体企业),也就是说这些药品没有生产企业。

程序4 查验药品批准文号 是否有批准文号,如有,对疑似假劣药品到国家药品食品管理局官方网站进行核实。

程序5 查验产品批号和有效期 是否有批号和有效期,然后再看有效期是否到或过期,查验有效期是否有被修改的痕迹等。

程序6 查验药品的物理性状 打开外包装观察药品的理化性状,是否有发霉、花斑、发霉、黏结、不光洁、有异物、结晶体析出、破裂等现象等。

程序7 查验药品气味 根据相关资料判断药物气味是否纯正,并判断是否疑似假劣药品。

程序8 查验药品味道 根据说明书描述的味道进行核对是否一致,如不一致判断为伪劣药品。

程序9 查验完毕,清理现场 将使用过的物品归位,对垃圾及时进行合理处理。

【训练任务一】 比对正品、伪品的包装与印刷。

选取正品和伪品各一个编号,请填写下表并判断真伪:

编号	①	②
包装		
印刷		
判断		

【训练任务二】 比对正品、伪品的气味。

选取正品和伪品各一个并编号,请填写下表并判断真伪:

编号	①	②
气味		
判断		

【训练任务三】 药品与保健品的鉴别。

选取药品和保健品各一个并编号,请填写下表并判断类别:

编号	①	②
理由与依据		
判断		

【思考题】

1. 简述药品与保健品的区别。
2. 讨论伪劣药品主要特征。

项目五　药品推荐及新药介绍

　　药品推荐和新药介绍是医药经营及医药服务中必须具备的技能,熟练掌握此种技能对药品销售,能更加专业地服务于顾客,并体现出娴熟而可信任的业务能力。

学习目标

知识目标
● 熟悉药品的各种分类形式。
● 掌握常见药品的特点与注意事项。
● 了解市场上的新药及其特点。

【知识要求】

1. 药品的作用

　　药品的作用是指药物与机体相互作用产生的反应,即药物接触或进入机体后,促进体表与内部环境的生理生化功能改变,或抑制入侵的病原体,协助机体提高抗病能力,达到防治疾病的效果。

2. 药品的用途

　　药品是指用于预防、治疗、诊断人的疾病,有目的地调节人的生理功能并规定有适应证或者功能主治、用法和用量的物质,包括中药材、中药饮片、中成药、化学原料药及其制剂、抗生素、生化药品、放射性药品、血清、疫苗、血液制品和诊断药品等。

3. 药品的不良反应

　　药品不良反应(adverse drug reactions,ADR)系指正常剂量的药物用于预防、诊断、治疗疾病或调节生理功能时出现的有害的和与用药目的无关的反应。

4　使用药品时的注意事项

4.1　注意避免滥用,减少不良反应

处方用药,一定不能滥用;滥用药物,会给患者带来种种痛苦,造成药害。

4.2　注意患者病史

例如,对胃肠道痉挛并发青光眼的患者,若忽视其青光眼病史而应用阿托品,将导致不良后果。

4.3　注意选择最适宜的给药方法

给药方法系根据病情缓急、用药目的以及药物本身的性质等决定。

4.4　注意防止蓄积中毒

有一些排泄较慢而毒性较大的药物(如洋地黄、士的宁、依米丁),为防止蓄积中毒,等用到一定量以后即应停药或给以较小量(维持量)。

4.5　注意年龄、性别和个体的差异性

小儿由于机体发育尚未成熟,对药物的反应与成人有所不同。

4.6　注意避免药物相互作用及配伍禁忌

配伍禁忌要注意两方面:①避免药理性配伍禁忌(即配伍药物的疗效互相抵消或降低,或增加其毒性);②理化性配伍禁忌,主要须注意酸碱性药物的配伍问题。

4.7　使用新药时须慎重

在开始采用以前,应先参阅有关资料,做到心中有数。在试用当中,应注意观察疗效及远近期毒性反应。

5　药品的分类

5.1　按药物商品的来源分类

药品按来源可分为动物性药物商品、植物性药物商品、矿物性药物商品、人工合成的药物商品、生物药物商品(生物药品和生化药品)。

5.2　按我国药品管理制度分类

5.2.1　国家基本药物和非基本药物　基本药物就是收录在《国家基本药物目录》的药物,非基本药物就是没有收录在里面的药物。

5.2.2　特殊管理的药品

①狭义的特殊药品,是指麻精毒放,即麻醉药品、精神药品、毒性药品、放射性药品。

②广义的特殊药品,即特殊管理的药品。除上面的 4 类药品外,还包括药品类易制毒化学品、兴奋剂、含特殊药品类复方制剂。

5.2.3　按处方与非处方药分类

5.2.3.1　处方药(Rx)　指必须凭执业药师或执业助理药师才能调配、购买和使用的药品。

特征:①大多为刚上市的新药;②可产生依赖性;③本身毒性较大;④必须由医生和实验室进行确诊,使用需医生处方并医生指导用药。

5.2.3.2　非处方药(Over The Counter,OTC)　指不需要凭执业药师或执业助理药师处方即可自行判断、购买和使用的药品。

特征:①疗效准确,适应证或功能主治明确;②作用平和,安全性高,不良反应极低;③用于治疗常见轻症;④性质稳定;⑤使用方便。

非处方药分为甲类(底色为红色,OTC 标志为白色)、乙类(底色为绿色,OTC 标志为白色)。

5.3　按作用用途分类

具体可以参见附件,按作用用途分类,撰写每一类常见药品(在药店常出现)的药品推介。以解热镇痛药、心脑血管用药、消化系统用药、呼吸系统用药、维生素、矿物质药品类为例。

5.4　以剂型为基础的综合分类

5.4.1　注射剂的优点:①作用迅速、剂量准确、疗效可靠;②适用于不宜口服给药的药物;③适用于不宜口服给药的患者;④可发挥局部定位给药的作用。缺点:研制和生产过程较复杂;注射液在生产和贮存过程中药物的稳定性比固体制剂差;安全性和机体适应性差。

注射剂分液体注射剂和固体注射剂,液体注射剂又分小容量注射剂和大输液剂。

5.4.1.1　小容量注射剂　常称为注射液或针剂,包括水溶液型和非水溶液型。其适用于一些遇冷或在水溶液中稳定性较高的药物。如氯化钠注射液、氨茶碱注射液等。

5.4.1.2　注射用无菌粉末　注射用无菌粉末又称粉针剂。适用于一些遇冷或在溶液中(尤其是水溶液中)稳定性较差的药品。

5.4.1.3　输液剂　输液剂系指由静脉滴注输入体内的大剂量注射液,常称大输液。

5.4.2　片剂(使用量最大)　可供内用和外服,是目前最广泛的剂型。优点:剂量准确,应用方便,质量稳定;生产机械化、自动化程度高,产量大,成本较低;携带、运输和贮存方便,能适应治疗、预防的多种要求。缺点:不便婴幼儿和昏迷病人服用;由于辅料的添加和压制的原因,容易出现溶出度和生物利用度方面的问题。按制备方法的不同,片剂可分为以下几类:

5.4.2.1　单压片　单压片系指药物与辅料混合后一次压制而成的片剂。如去痛片、维生素 B_1 片等。

5.4.2.2　多层片　多层片系将两种或两种以上的药物与辅料混合后,经过一次以上压制而成的片剂。其优点有:①因压片中各层所含的药物不同,可避免复方药物的配伍变化;②使药物分别释放而呈现不同的疗效或兼有速效与长效的作用。如维仙优是双层胃药片,外层为制酸剂,内层为抗溃疡素。

5.4.2.3　包衣片　包衣片系指在压制片的表面包上适当材料的衣层,起保护片剂、改善片剂某些缺点和控制药物释放的作用。根据衣料不同分为:①糖衣片;②肠溶衣片;③薄膜衣片。

5.4.3　胶囊剂(口服)　在胃中溶解后局部浓度较高、对胃黏膜有一定的刺激作用,不大适合儿童和消化道溃疡者使用。

5.4.3.1　硬胶囊剂　系指将药物或药物与辅料充填于空心胶囊中制成。如妇炎平胶囊

5.4.3.2　软胶囊剂　系指将一定量的液体药物直接包封或将固体药物溶解或分散在适宜的赋形剂中制备成溶液、混悬液、乳状液或半固体状物,密封于球形、椭圆形或其他形状的软质胶囊中。

5.4.3.3　肠溶胶囊剂

5.4.4　丸剂　包括中药丸和化学药品丸。

5.4.5　膜剂　药物与适宜基质制成的半固体外用制剂,供口服和黏膜外用。

5.4.6　软膏剂　常用基质分为油脂性、水溶性和乳剂,主要起保护、润滑和局部治疗作用。

5.4.7　栓剂　常温下为固体,在人体体温 37℃ 状态下融化为液体,一种从腔道给药的剂型。

5.4.8　液体制剂　分为内服的液体制剂和外服的液体制剂。

5.4.9　气(粉)雾剂和喷雾剂　药物进入呼吸道深部、腔道黏膜或皮肤等发挥全身作用的一种给药系统,该系统应对皮肤、呼吸道黏膜和纤毛无刺激性、无毒性。

5.4.10　粉剂类　包括原料药(如葡萄糖、硼酸)、颗粒剂(如依托红霉素颗粒剂)、散剂(如阿片粉)。

6　新药的简介

6.1　新药的定义

新药(New Drugs)是指化学结构、药品组分和药理作用不同于现有药品的药物。根据《药品管理法》以及 2007 年 10 月 1 日开始执行的新《药品注册管理办法》,新药系指未曾在中国境内上市销售的药品。对已上市药品改变剂型、改变给药途径、增加新适应证的药品,亦属于新药范畴。

6.2　新药的分类

目前我国对于新药的分类,是将新药分成中药和西药两大部分,而中药、西药又按照各自不同的成熟程度再分类。现行《新药审批办法》分为五类。

6.2.1　中药

第一类:中药材的人工制成品;新发现的中药材;中药材新的药用部位。

第二类:改变中药传统给药途径的新制剂;天然药物中提取的有效部位及制剂。

第三类:新的中药制剂(包括古方、秘方、验方和改变传统处方组成者)。

第四类:改变剂型但不改变给药途径的中成药。

第五类:增加适应证的中成药。

6.2.2　西药

第一类:我国创制的原料药品及其制剂(包括天然药物中提取的及合成的新的有效单体及其制剂);国外未批准生产,仅有文献报道的原料药品及其制剂。

第二类:国外已批准生产,但未列入一国药典的原料药品及其制剂。

第三类:西药复方制剂;中西药复方制剂。

第四类:天然药物中已知有效单体用合成或半合成方法制取者;国外已批准生产,并已列入一国药典的原料药品及其制剂;改变剂型或改变给药途径的药品。

第五类:增加适应证的药品。

6.3　新药的来源

新药的来源包括天然产物、半合成化学物质、全合成化学物质。

6.3.1　天然产物　指动物、植物、海洋生物和微生物体内的组成成分或其代谢产物以及人和动物体内许许多多内源性的化学成分统称作天然产物,其中主要包括蛋白质、多肽、氨基酸、核酸、各种酶类、单糖、寡糖、多糖、糖蛋白、树脂、胶体物、木质素、维生素、脂肪、油脂、蜡、生物碱、挥发油、黄酮、糖苷类、萜类、苯丙素类、有机酸、酚类、醌类、内酯、甾体化合物、鞣酸类、抗生素类等天然存在的化学成分。

6.3.2　半合成化学物质　"半合成"指从动物、植物或微生物的天然产物为起始原料合成最终产物的化学合成方法。所需原料通常已具备最终产物的基本骨架及其多数官能团,甚至已具备最终产物所需构型。

例如:抗疟药蒿甲醚是由天然存在的青蒿素半合成而来的。

6.3.3　全合成化学物质　全合成工作都是以自然界生物体中鉴定出的某种分子作为合成目标,而这些目标分子往往具有某种药物活性;全合成其实就是有机合成的一个分支,其产生和发展都是服务于社会的需求;试图通过简单易得的原材料,通过化学反应来获得某种有用的、结构复杂又难以用其他途径获得的化合物。全合成的原料通常是容易从自然界中取得的化学物质,如糖类、石油化工产品等;而目标分子通常是具有特定药效的天然产物,或在理论上有意义的分子。

6.4 新药案例

6.4.1 青蒿素

(1)青蒿素简介

通用名称:青蒿素

英文名称:Artemisinin

中文别名:黄花蒿素、黄蒿素

英文别名:Arteannuin、Artemisinine、Qinghaosu

分子式:$C_{15}H_{22}O_5$

分子量:282.33

青蒿素 MDL 号:MFCD00081057。

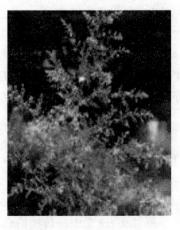

图 5-1 青蒿

(2)青蒿素的药动学知识

青蒿素口服后由肠道迅速吸收,0.5～1h 后血药浓度达高峰,4h 后下降一半,72h 血中仅含微量。它在红细胞内的浓度低于血浆中的浓度。吸收后分布于组织内,以肠、肝、肾的含量较多。该品为脂溶性物质,故可透过血脑屏障进入脑组织。在体内代谢很快,代谢物的结构和性质还不清楚。主要从肾及肠道排出,24h 可排出84%,72h 仅少量残留。由于代谢与排泄均快,有效血药浓度维持时间短,不利于彻底杀灭疟原虫,故复发率较高。青蒿素衍生物青蒿酯,$t_{1/2}$ 为 0.5h,故应反复给药。

(3)适应证

主要用于间日疟、恶性疟的症状控制,以及耐氯喹虫株的治疗,也可用以治疗凶险型恶性疟,如脑型、黄疸型等,亦可用以治疗系统性红斑狼疮与盘状红斑狼疮。

(4)性状

无色针状晶体,味苦。在丙酮、醋酸乙酯、氯仿、苯及冰醋酸中易溶,在乙醇、甲醇、乙醚及石油醚中可溶解,在水中几乎不溶。熔点:156～157℃。

(5)用法用量

①成人常用量

控制疟疾症状(包括间日疟与耐氯喹恶性疟),口服,首次 1g,6～8h 后 0.5g,第 2、3 日各 0.5g;直肠给药,首次 0.6g,4h 后 0.6g,第 2、3 日各 0.4g。

恶性脑型疟,肌内注射,首剂 0.6g,第 2、3 日各肌注 0.15g。

系统性红斑狼疮或盘状红斑狼疮,第 1 个月每次口服 0.1g,一日 2 次;第 2 个月每次 0.1g,每日 3 次;第 3 个月每次 0.1g,每日 4 次。

②用法

直肠给药:1 次 0.4～0.6g,1 日 0.8～1.2g。

深部肌注:第 1 次 200mg,6～8h 后再给 100mg,第 2、3 日各肌注 100mg,总剂量500mg(特别重症第 4 天再给 100mg)。连用 3 日,每日肌注 300mg,总量 900mg。小儿15mg/kg,按上述方法 3 日内注完。

口服:先服 1g,6～8h 后再服 0.5g,第 2、3 日各服 0.5g,疗程 3 日,总量为 2.5g。小儿15mg/kg,按上述方法 3 日内服完。

（6）不良反应

①有轻度恶心、呕吐及腹泻等,不加治疗能很快恢复正常。

②注射部位浅时,易引起局部疼痛和硬块。

③个别患者,可出现一过性转氨酶升高及轻度皮疹。

④妊娠早期妇女慎用。

6.4.2 奥沙利铂

（1）奥沙利铂简介

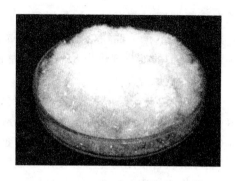

图5-2 青蒿素粉末

奥沙利铂的分类为具有细胞毒作用的其他抗癌药物,属于新的铂类抗癌药,其中铂原子与1,2-二氨环己烷(DACH)及一个草酸基结合。奥沙利铂是单一对映结构体。顺式-草酸(反式-1-1-1,2-DACH)铂,呈白色或类白色冻干疏松块状物,常用于转移性结直肠癌治疗,或辅助治疗原发性肿瘤完全切除后的Ⅲ期(Dukes C)结肠癌。

通用名称:奥沙利铂

商品名称:乐沙定(进口),奥正南、齐沙、艾恒、艾克博康、草铂、多令、辰雅、佳乐同泰(国产)。

英文名称:Oxaliplatin for Injection

分子式:$C_8H_{14}N_2O_4Pt$

分子量:397

（2）奥沙利铂的药动学知识

以130mg/m² 的剂量连续滴注2h,其血浆总铂达峰值5.1±0.8mg/(ml·h),模拟的曲线下面积为189±45mg/(ml·h)。当输液结束时,50%的铂与红细胞结合,而另外50%存在于血浆中。25%的血浆铂呈游离态,另外75%血浆铂与蛋白质结合。蛋白质结合铂逐步升高,给药5天后稳定于95%的水平。药物的清除分为两个时相,其清除相半衰期约为40h。多达50%的药物在给药48h之内由尿排出(55%的药物在6天之后清除)。由粪便排出的药量有限(给药11天后仅有5%经粪便排出)。在肾功能衰竭的患者中,仅有可过滤性铂的清除减少,而并不伴有毒性的增加,因此并不需要调整用药剂量。与红细胞结合的铂清除很慢。在给药后的第22天,红细胞结合铂的水平为血浆峰值的56%,而此时大多数的总血浆铂已被清除。在以后用药周期中,总的不被离心的血浆铂水平并无显著升高;而红细胞结合铂出现明显的早期累积现象。

（3）适应证

与5-氟尿嘧啶和亚叶酸(甲酰四氢叶酸)联合应用治疗转移性结直肠癌;辅助治疗原发肿瘤完全切除后的Ⅲ期(Duke's C 期)结肠癌,用于该适应证是基于国外临床研究结果。

（4）性状

该品为白色或类白色冻干疏松块状物或粉末。

（5）用法用量

奥沙利铂用于静脉滴注,使用时无需水化。将奥沙利铂溶于5%葡萄糖溶液250~500ml中(以便达到0.2mg/ml以上的浓度),通过外周或中央静脉滴注2~6h。奥沙利铂必须在 5-氟尿嘧啶前滴注。如果漏于血管外,必须立即终止给药。辅助治疗时,奥沙利铂推荐剂量为 $85mg/m^2$,静脉滴注,每 2 周重复 1 次,共 12 个周期(6 个月)。治疗转移性结直肠癌,奥沙利铂的推荐剂量为 $85mg/m^2$,静脉滴注,每 2 周重复 1 次。

(6)不良反应

奥沙利铂与 5-氟尿嘧啶/亚叶酸联合使用期间,可观察到的最常见的不良反应为:胃肠道(腹泻、恶心、呕吐以及黏膜炎)、血液系统(中性粒细胞减少、血小板减少)以及神经系统反应(急性、剂量累积性、外周感觉神经病变)。总体上,这些不良反应在奥沙利铂与 5-氟尿嘧啶/亚叶酸联合使用时比单独使用 5-氟尿嘧啶/亚叶酸时更常见、更严重。

(7)临床应用及评价

【功效主治】用于经氟尿嘧啶治疗失败后的结直肠癌转移患者,可单独或联合氟尿嘧啶使用。

【药理作用】本品出现铂类化合物的一般毒性反应。出现种属特异的心脏毒性。本品未出现顺铂的肾脏毒性,亦无卡铂的骨髓毒性。本品属于新的铂类衍生物,本品通过产生烷化结合物作用于 DNA,形成链内和链间交联,从而抑制 DNA 的合成及复制。本品与 DNA 结合迅速,最多需 15min,而顺铂与 DNA 的结合分为两个时相,其中包括一个 48h 后的延迟相。在人体内给药 1h 之后,通过测定白细胞的加合物,可显示其存在。复制过程中的 DNA 合成,其后 DNA 的分离、RNA 及细胞蛋白质的合成均被抑制,某些对顺铂耐药的细胞,本品治疗有效。

【药物相互作用】本品与氯化钠和碱性溶液(特别是 5-氟尿嘧啶)之间存在配伍禁忌,本品不要与上述制剂混合或通过同一条静脉同时给药。体外研究显示,在红霉素、水杨酸盐、紫杉醇和丙戊酸钠等化合物存在的情况下,本品的蛋白结合无明显变化。在动物和人的体内研究中显示,与5-氟尿嘧啶联合应用具有协同作用。

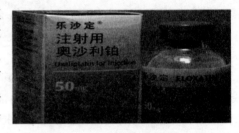

图 5-3　奥沙利铂外包装

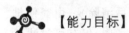 【能力目标】

1. 能根据药品剂型准确给出适当给药方式。

2. 能准确讲出典型药品的合理使用方法。

3. 能准确而适当地介绍一种新药。

 【能力要求】

1. 工作准备

常见各种药物制剂(20 种);特殊药品(如哌替啶、咖啡因、安钠咖、艾司唑仑、樟脑酊、阿托品);学生自备实验报告本。

2. 工作程序

程序 1　介绍药品　通过药品的品名获悉药品的剂型,如×××片即为片剂,×××胶囊即为胶囊剂、×××软膏、×××乳膏即为软膏剂,×××颗粒即为颗粒剂,×××散即为散剂,×××混悬液即混悬剂,×××口服液即糖浆剂、混悬剂和溶液剂等。通过药品的说明书获知药品的功效,如药理作用、体内过程、临床应用、注意事项等。

程序 2　发放药品　每位同学 10 个药品,并要求有不同剂型,根据表格进行归类。

程序 3　强化药品的药理效应　运用考核的手段来进行强化,学生可以一对一与教师进行沟通交流。由教师任意选取三个不同类别的药品,请学生当面口述药品的品名、药理作用、临床应用及不良反应。进行一一强化练习,每个同学都需要过关。

程序 4　新药介绍　通过提前查资料,每位同学介绍一种新药,包括新药品名、上市时间、临床应用,以及与同类老药相比的优势(要求药品是近 3 年内上市的)。

程序 5　总结提炼　本项目主要能让训练者具备熟练的对各类药品的分类,熟知具体药品的功效,以及在临床上的应用和禁忌证,以达到教学与工作岗位无缝对接的要求。

程序 6　结束项目,清理现场

【训练任务一】

将 10 种药品按剂型分类填入下列表中(限 5min):

序号	药品名称	剂型
1		
2		
3		
4		
5		
6		
7		
8		
9		
10		

评分标准:与药品保持一致,判断准确,每错一空扣 0.5 分,满分 10 分扣完为止。

【训练任务二】

教师准备必要的不同类别的药品,以一对一的方式,让学生当面讲解每个药品的作用特点、临床应用、用药注意。要求每位同学 5min 内完成。

评分标准:抽样提问,以学生实际讲解药品的表现评分。

【训练任务三】

学生准备新药品种介绍讲稿和演示用幻灯片。

评分标准。

①新药的名称:包括通用名、商品名、英文名。(一目了然)

②新药的作用与适应证、新药的疗效、新药的药代动力学数据、新药的制剂和用法、新药的不良反应、市场前景展望、与同类老药品种相比有何特点。(具体而准确)

【思考题】

1. 简述小儿用药对乙酰氨基酚栓剂的作用及优点。
2. 胰岛素说明书贮藏项目内容，说明生物制品保存的注意事项。

项目六 处方审核与调配

处方药必须凭执业医师或执业助理医师处方才可调配、购买和使用；非处方药不需要凭执业医师或执业助理医师处方即可自行判断、购买和使用。

处方是指由注册的执业医师和执业助理医师（以下简称医师）在诊疗活动中为患者开具的、由取得药学专业技术职务任职资格的药学专业技术人员（以下简称药师）审核、调配、核对，作为患者用药凭证的医疗文书。处方包括医疗机构病区用药医嘱单。处方是医生对病人用药的书面文件，是药剂人员调配药品的依据，具有法律、技术、经济责任。

学习目标

知识目标

● 熟悉处方的概念、组成。

● 掌握处方的审核内容与方法。

【知识要求】

1 处方的组成

处方分医生处方、协定处方、法定处方。日常见到的都是医生处方。

处方共有三部分，如处方样本（图6-1）。

（1）处方前记：包括医院全称、科别、患者姓名、性别、年龄、日期等。可添加特殊要求的项目。麻醉药品和第一类精神药品处方还应当包括患者身份证号，代办人姓名、身份证号；

（2）处方正方：处方以"Rx"或"Rp"起头，意为拿取下列药品；接下来是处方的主要部分，包括药品的名称、剂型、规格、数量、用法等；

（3）处方后记：包括医生、药剂人员、计价员签名以示负责，签名必须签全名。

2 处方制度执行要点

处方原则上不得涂改，如有涂改，处方人必须在涂改处签字以示负责。处方常用缩写。

2.1 红黄绿白区分处方

新的《处方管理办法（试行）》规定，处方由各医疗机构按规定的格式统一印制，其中必须包括机构名称、处方编号、患者资料、药品金额等10多个项目。麻醉药品处方、急诊处方、儿科处方、普通处方的印刷用纸应分别为淡红色、淡黄色、淡绿色和白色，并在处方右上角以文字注明。

2.2 开处方禁止写"天书"

医生在开具处方时，必须用规范的中文或英文名称书写，书写药品名称、剂量、规格、用法、用量要准确规范，药品剂量与数量一律用阿拉伯数字书写，而且西药、中成药、中药饮片处方要分别开具，其中西药和中成药处方每张不得超过5种药品。

×××医院处方笺

费别：	□公费　□自费
	✓□医保　□其他　　医疗证/医保卡号：108522　处方编号：003511

姓名：　×××　　　　性别：☑男　□女　　年龄：58 岁
门诊/住院病历号：108421　　科别（病区/床位号）：　普内
临床诊断：高血压病　　开具日期：2012 年 7 月 9 日
住址/电话：　×××

Rp

  1. 硝苯地平　　10mg×30 片
    Sig:　10mg　t.i.d.　　p.o.
  2. 氢氯噻嗪　20mg×100 片
    Sig:　20mg　t.i.d.　　p.o.

医　　师：　×××　　　　药品金额：　×××
审核药师：　×××　　　　调配药师/士：　×××
核对、发药药师：　×××

图 6-1　处方样本

2.3　处方药量不超 7 天

对于处方的药量,规定医生一般不得开出超过 7 日的用量;急诊处方一般不得超过 3 日用量;特殊情况,处方用量可适当延长,但医师必须注明理由。而且处方仅在开具当日有效,需延长有效期的由开具处方的医师注明有效期限,但最长不得超过 3 天。

处方可以是电子版的,但只有打印出来后医师签名后才有效。

2.4　不得限制购药地点

为降低患者的就医成本,规定除医疗用毒性药品、精神药品、麻醉药品及戒毒药品外,医院不得限制患者持处方到其他医院或者药店购药。为此,《处方管理办法(试行)》也规定,医生在书写药品名称时,须以国家承认并公示的药品名为准。药品简写或缩写须为国内通用写法。而医院或医师不得自行编制药品缩写名或用代号。处方中常用拉丁文缩写用法如表6-1 所示。

3　处方调配的一般程序及方法

药学专业技术人员应按操作规程调剂处方药品,一般包括以下过程:认真审核处方,准确调配药品,正确书写药袋或粘贴标签,包装;向患者交付处方药品时,应当对患者进行用药说明与指导,如图 6-2 所示。

3.1　收方

收方是患者与药师接触的第一个窗口,药师收方后应认真审查处方。

3.2　审核处方

首先是开方医师的资质是否符合规定,不同的药品是否使用规定的处方笺书写,还包括以下内容:

表 6-1　处方中常用拉丁文缩写用法

开头标示	剂型	服用间隔	服用时间	给药途径
Rp. 取或授予 Sig./S. 用法	Tab. 片剂 Inj. 注射剂 Sol. 溶液 Emp. 贴膏剂 Cap. 胶囊 Ung. 软膏 Syr. 糖浆 Ap. 水剂 Mist. 合剂 Tr. 酊剂 Lot. 洗剂、擦剂	q. d. 每天一次 b. i. d. 每天二次 t. i. d. 每天三次 q. i. d 或 4. i. d 每天四次 q. 2h 每二小时一次 q. 4h 每四小时一次 q. 8h 每八小时一次 q. o. d 隔日一次 q. w. 每周一次 p. r. n 必要时服用(可重复) s. o. s 必要时服用(用一次) ad lib 随意服用,任意时间 st. 或 stat 立即使用	a. c. 饭前服用 p. c. 饭后服用 int. 两餐之间 服用 h. s. 睡前服用	给药途径 h. 皮下注射 v. 或 i.u 静脉注射 m. 或 i.m 肌内注射 p. o. 口服 i. v. gtt 静脉滴注 top 外用 sl 舌下 ad 右耳 al 左耳 od 右眼 os 左眼

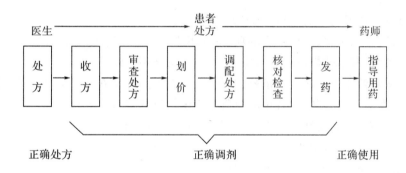

图 6-2　调剂的流程示意图

(1)对规定必须做皮试的药物,处方医师是否注明过敏试验及结果的判定;

(2)处方用量与临床诊断的相符性;

(3)剂量、用法;

(4)剂型与给药途径;

(5)是否有重复给药现象;

(6)是否有潜在临床意义的药物相互作用和配伍禁忌。

3.3　调配药品

(1)仔细阅读处方,按照药品顺序逐一调配;

(2)对贵重药品及麻醉药品等分别登记账卡;

(3)药品配齐后,与处方逐条核对药名、剂型、规格、数量和用法,准确规范地书写标签;

(4)调配好一张处方的所有药品后再调配下一张处方,以免发生差错;

(5)对需要特殊保存的药品加贴醒目的标签提示患者注意,如"置 2~8℃保存";

(6)在每种药品外包装上分别贴上用法、用量、贮存条件等的标签;

（7）核对后签名或盖名章；

（8）法律、法规、医保、制度等有关规定的执行情况。

特殊调剂：根据患者个体化用药的需要，药师应在药房中进行特殊剂型或剂量的临时调配，如稀释液体、磨碎片剂并分包、分装胶囊、制备临时合剂、调制软膏等，应在清洁环境中操作，并作记录。

3.4 发药

（1）核对患者姓名，最好询问患者所就诊的科室以帮助确认患者身份；

（2）逐一核对药品与处方的相符性，检查规格、剂量、数量，并签字；

（3）发现配方错误时，应将药品退回配方人，并及时更正；

（4）向患者说明每种药品的服用方法和特殊注意事项，同一药品有两盒以上时要特别说明；

（5）发药时应注意尊重患者隐私；

（6）尽量做好门诊用药咨询工作。

4 处方审核结果分类

处方审核结果分为合理处方和不合理处方。不合理处方包括不规范处方、用药不适宜处方及超常处方。

4.1 有下列情况之一的，应当判定为不规范处方

（1）处方的前记、正文、后记内容缺项，书写不规范或者字迹难以辨认的；

（2）医师签名、签章不规范或者与签名、签章的留样不一致的；

（3）药师未对处方进行适宜性审核的（处方后记的审核、调配、核对、发药栏目无审核调配药师及核对发药药师签名，或者单人值班调剂未执行双签名规定）；

（4）早产儿、新生儿、婴幼儿处方未写明体重或日、月龄的；

（5）化学药、中成药与中药饮片未分别开具处方的；

（6）未使用药品规范名称开具处方的；

（7）药品的剂量、规格、数量、单位等书写不规范或不清楚的；

（8）用法、用量使用"遵医嘱"、"自用"等含糊不清字句的；

（9）处方修改未签名并注明修改日期，或药品超剂量使用未注明原因和再次签名的；

（10）开具处方未写临床诊断或临床诊断书写不全的；

（11）单张门急诊处方超过5种药品的；

（12）无特殊情况下，门诊处方超过7日用量，急诊处方超过3日用量，慢性病、老年病或特殊情况下需要适当延长处方用量未注明理由的；

（13）开具麻醉药品、精神药品、医疗用毒性药品、放射性药品等特殊管理药品处方未执行国家有关规定的（包括处方颜色、用量、证明文件等）；

（14）医师未按照抗菌药物临床应用管理规定开具抗菌药物处方的；

（15）中药饮片处方药物未按照"君、臣、佐、使"的顺序排列，或未按要求标注药物调剂、煎煮等特殊要求的。

4.2 有下列情况之一的，应当判定为用药不适宜处方

（1）适应证不适宜的；

（2）遴选的药品不适宜的；

（3）药品剂型或给药途径不适宜的；

（4）无正当理由不首选国家基本药物的；

（5）用法、用量不适宜的；

（6）联合用药不适宜的；

（7）重复给药的；

（8）有配伍禁忌或者不良相互作用的；

（9）其他用药不适宜情况的。

4.3　有下列情况之一的,应当判定为超常处方

（1）无适应证用药；

（2）无正当理由开具高价药的；

（3）无正当理由超说明书用药的；

（4）无正当理由为同一患者同时开具 2 种以上药理作用机制相同药物的。

【能力目标】

1. 能正确向顾客解释处方中的缩写含义。

2. 能分析处方中药物相互作用及发现处方中存在的问题等。

3. 能正确而快速调配处方。

【能力要求】

1. 工作准备

准备处方笺样本若干,情境准备在模拟药房和药店。

2. 工作程序

程序 1　熟悉工作环境　熟悉模拟药房和药店环境,熟悉处方接收处的工作岗位。

程序 2　抽取处方笺　每人抽取一张处方笺样本,并对处方笺进行全面详读。查验是否存在问题。

程序 3　查验处方笺格式　查验处方笺格式前记、正方和后记是否完整,各部分的内容是否完整。若合理,按处方要求进行调配,并对患者进行用药指导,若不合理,则说明该处方存在哪些问题。

程序 4　解读处方中缩写　解读这些缩写指什么意思,如 Rp、q. d. 、t. i. d. 、p. o. 等,以便按顺利进行处方调配。

程序 5　分析药物相互作用　处方笺药物之间是否有协同作用、相加作用和拮抗作用,还有是否增加药物不良反应或毒性等。有不合理用药的要求更换药品,并推荐药品。

程序 6　调配药品　根据合理联合用药进行调配,逐一注明或说明药品的用法、用量及注意事项。

程序 7　核对处方　逐个药品与处方笺样本（或已修改的）进行核对。

程序 8　项目完成,清理现场　将药品放回原陈列位置,处方笺样本需收回。

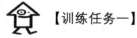
【训练任务一】

任务内容:根据程序要求分析本处方笺。

×××医院处方笺

费别:	□公费　□自费	
	✓□医保　□其他	医疗证/医保卡号：××××　处方编号：××××

姓名：_____×××_____　　性别：□男　☑女　年龄：_32_岁
门诊/住院病历号：_×××_　　科别（病区/床位号）：_____神经内科_____
临床诊断：_____癫痫大发作_____　开具日期：_2012_年_××_月_××_日
住址/电话：_____×××_____

Rp

1. 苯妥英钠片　　0.1g×100

 Sig: 0.1g　　t.i.d　　p.o.

2. 西咪替丁片　　0.2g×100

 Sig: 0.2g　　t.i.d　　p.o.

医　　师：_____×××_____　　药品金额：_____×××_____
审核药师：_____×××_____　　调配药师/士：_____×××_____
核对、发药药师：_____

【训练任务二】

任务内容：根据程序要求分析本处方笺。

×××医院处方笺

费别:	□公费　□自费	
	✓□医保　□其他	医疗证/医保卡号：××××　处方编号：××××

姓名：_____×××_____　　性别：☑男　□女　年龄：_63_岁
门诊/住院病历号：_×××_　　科别（病区/床位号）：_____心血管_____
临床诊断：_____冠心病心绞痛_____　开具日期：_2012_年_××_月_××_日
住址/电话：_____×××_____

Rp

1. 硝酸甘油片　0.5mg × 30

 Sig: 0.5 mg　p.r.n　sl

2. 普萘洛尔片　10mg × 30

 Sig: 10mg　t.i.d　p.o.

医　　师：_____×××_____　　药品金额：_____×××_____
审核药师：_____×××_____　　调配药师/士：_____×××_____
核对、发药药师：_____×××_____

【训练任务三】

任务内容:根据程序要求分析本处方笺。

×××医院处方笺

费别:	□公费　□自费		
	√□医保　□其他	医疗证/医保卡号:×××	处方编号:××××

姓名:＿＿＿＿＿　　性别:☑男　□女　　年龄:51岁
门诊/住院病历号:×××　　科别(病区/床位号):＿＿＿内科＿＿＿
临床诊断:＿＿高血压Ⅱ期＿＿　开具日期:＿2012＿年＿××＿月＿××＿日
住址/电话:＿＿＿＿×××＿＿＿＿

Rp

　　1. 氢氯噻嗪片　25mg×30
　　　　Sig: 25mg　b.i.d.　p.o.
　　2. 普萘洛尔片　10mg×30
　　　　Sig: 10mg　t.i.d　p.o.
　　3. 硝苯地平片　　10mg×30
　　　　Sig: 10mg　t.i.d　p.o.

医　　师:　×××	药品金额:　×××
审核药师:　　×××	调配药师/士:　×××
核对、发药药师:　×××	

【训练任务四】

任务内容:根据程序要求分析本处方笺。

×××医院处方笺

费别:	□公费　□自费		
	√□医保　□其他	医疗证/医保卡号:××××	处方编号:××××

姓名:＿＿×××＿＿　　性别:☑男　□女　　年龄:20岁
门诊/住院病历号:＿×××＿　　科别(病区/床位号):＿＿内科＿＿
临床诊断:＿支气管哮喘＿　开具日期:＿2012＿年＿××＿月＿××＿日
住址/电话:＿＿＿×××＿＿＿

Rp

　　1. 舒喘灵(沙丁胺醇)喷雾剂　　　每次2喷　　必要时
　　　　Sig: 25mg　b.i.d.　p.o.
　　2. 氨茶碱片　　　　　0.1g　　　　t.i.d
　　　　Sig: 10mg　t.i.d　p.o.
　　3. 二丙酸倍氯米松　　每次2喷　　　b.i.d
　　　　Sig: 10mg　t.i.d　p.o.

医　　师:　×××	药品金额:　×××
审核药师:　　×××	调配药师/士:　×××
核对、发药药师:　×××	

【训练任务五】

任务内容:根据程序要求分析本处方笺。

×××医院处方笺

费别:	□公费　□自费		
	√□医保　□其他　　医疗证/医保卡号:×××× 处方编号:××××		

姓名:＿＿＿＿＿＿＿＿ 性别:□男 ☑女 年龄:<u>33</u>岁

门诊/住院病历号:＿＿<u>×××</u>＿＿ 科别(病区/床位号):＿＿<u>内科</u>

开具日期:<u>2012</u>年<u>××</u>月<u>××</u>日

临床诊断:＿＿<u>十二指肠溃疡伴幽门螺旋杆菌感染</u>＿＿

住址/电话:＿＿<u>×××</u>＿＿

Rp

　　1. 雷尼替丁片　　　150mg

　　　　Sig:　150mg　b.i.d.　p.o.

　　2. 阿莫西林　　　0.5g　　　　　t.i.d

　　　　Sig:　10mg　t.i.d　口服

　　3. 胶体次枸橼酸铋

　　　　Sig:　1包　t.i.d　温水冲服

医　　师:＿<u>×××</u>＿　药品金额:＿<u>×××</u>＿

审核药师:＿<u>×××</u>＿　调配药师/士:＿<u>×××</u>＿

核对、发药药师:＿<u>×××</u>＿

 【训练任务六】

任务内容:根据程序要求分析本处方笺。

×××医院处方笺

费别:	□公费　□自费		
	√□医保　□其他　　医疗证/医保卡号:××× 处方编号:×××		

姓名:＿＿<u>×××</u>＿＿ 性别:□男 ☑女 年龄:<u>44</u>岁

门诊/住院病历号:＿＿<u>×××</u>＿＿ 科别(病区/床位号):＿＿<u>内科</u>

开具日期:<u>2012</u>年<u>××</u>月<u>××</u>日

临床诊断:＿＿<u>甲状腺功能亢进症</u>＿＿

住址/电话:＿＿<u>×××</u>＿＿

Rp

　　1. 他巴唑片　　　100mg

　　　　Sig:　25mg　t.i.d　p.o.

　　2. 普萘洛尔片　　100mg

　　　　Sig:　10mg　t.i.d　p.o.

　　3. 地西泮片　　　2.5mg

　　　　Sig:　2.5mg　t.i.d　q.n.　p.o.

医　　师:＿<u>×××</u>＿　药品金额:＿<u>×××</u>＿

审核药师:＿<u>×××</u>＿　调配药师/士:＿<u>×××</u>＿

【训练任务七】

任务内容:根据程序要求分析本处方笺。

×××医院处方笺

费别:	□公费　□自费		
	√□医保　□其他	医疗证/医保卡号:××××	处方编号:××××

姓名:　　×××　　　　　性别:□ 男 ☑女　　年龄:<u>44 岁</u>
门诊/住院病历号:　　×××　　科别（病区/床位号）:　　内分泌　　
开具日期:<u>2012</u> 年 <u>××</u> 月 <u>××</u> 日
临床诊断:　<u>2 型糖尿病</u>　
住址/电话:　　　　×××　　　

Rp

   1. 格列本脲　25mg　t.i.d

   Sig:　25mg　t.i.d.　p.o.

   2.. 二甲双胍片　0.5g　t.i.d

   Sig:　0.5g　t.i.d.　p.o.

医　　师:　　×××	药 品 金 额:　　×××
审核药师:　　×××	调配药师/士:　　×××
核对、发药药师:　　×××	

【训练任务八】

任务内容:根据程序要求分析本处方笺。

×××医院处方笺

费别:	□公费　□自费		
	√□医保　□其他	医疗证/医保卡号:××××	处方编号:××××

姓名:　　×××　　　　　性别:☑男 □女　　年龄:<u>45 岁</u>
门诊/住院病历号:　　****　　科别（病区/床位号）:　　呼吸科　　
开具日期:<u>2012</u> 年 <u>××</u> 月 <u>××</u> 日
临床诊断:　<u>呼吸道严重感染</u>　
住址/电话:　　　　×××　　　

Rp

   1. 青霉素钠注射液　　　　80 万 U× 2

    Sig:　160 万 U　b.i.d.　i.v.gtt

   2. 硫酸庆大霉素　　24 万 U

    Sig:　24 万 U　q.d.　i.v.gtt

医　　师:　　×××	药 品 金 额:　　×××
审核药师:　　×××	调配药师/士:　　×××
核对、发药药师:　　×××	

【训练任务九】

任务内容:根据程序要求分析本处方笺。

×××医院处方笺

费别:	□公费 □自费 ✓□医保 □其他	医疗证/医保卡号:×××× 处方编号:××××

姓名:_____×××_____　　性别:☑男 □女　　年龄:_17_岁
门诊/住院病历号:___×××___　　科别（病区/床位号）:___呼吸科___
开具日期:_2012_年_××_月_××_日
临床诊断:___肺结核___
住址/电话:_____×××_____

Rp

   1. 异烟肼　　　0.3g

      Sig: 0.3g　q.d.　p.o.

   2. 利福平　　　0.45g

      Sig: 0.45g　q.d.　p.o.

   3.乙胺丁醇　　0.75g

      Sig: 0.75g　q.d.　p.o.

   4.护肝片　　　0.2g

      Sig: 0.2g　q.d.　p.o.

医　　师:___×××___　　药品金额:___×××___
审核药师:___×××___　　调配药师/士:___×××___
核对、发药药师:___×××___

【训练任务十】

任务内容:根据程序要求分析本处方笺。

×××医院处方笺

费别:	□公费 □自费 ✓□医保 □其他	医疗证/医保卡号:×××× 处方编号:××××

姓名:_____×××_____　　性别:☑男 □女　　年龄:_30_岁
门诊/住院病历号:___×××___　　科别（病区/床位号）:___呼吸科___
开具日期:_2012_年_××_月_××_日
临床诊断:___急性呼吸道感染___
住址/电话:_____×××_____

Rp

   1. 青霉素钠注射液　　80万U × 2

      Sig: 160万U　b.i.d.　i.v.gtt

   2. 阿奇霉素注射液　　　0.5mg

      Sig: 0.5mg　b.i.d.　i.v.gtt

医　　师:___×××___　　药品金额:___×××___
审核药师:___×××___　　调配药师/士:___×××___
核对、发药药师:___×××___

【思考题】

1. 什么是处方？

2. 简述处方的组成及书写要求，说明处方的调配程序。

3. 简述药物之间的相互作用。

项目七　药品陈列

药品陈列是药事服务中的一项重要基本技能,良好药品的陈列能提升工作效率,能提供药品销售、养护以及装运的方便,能激发工作的兴趣,能节约储藏空间和摆放柜台,同样便于清点数量;更重要的是良好药品陈列可以避免药品错发现象。

 学习目标

知识目标
- 掌握药品摆放分区的原则。
- 熟悉各类药品的药理作用及按药品药理作用分类。
- 熟悉《国家基本药物目录》中的药品分类。

【知识要求】

1. 药品摆放原则

在药品陈列中,为用药安全设置相应的摆放规定:处方药与非处方药分开,若遇到难以确认是否属于 OTC 药应查阅资料确认,单轨制处方药品设立专柜摆放;品名或外包装容易混淆的品种,应分区或隔垛存放;仓库中麻醉药品、一类精神药品可存放在同一专用库房内;毒性药品应专库(柜)存放;仓库中放射性药品应储存于特定的专用库房内;药品中的危险品,应存放在专用库房内,如需要必须陈列时,只能陈列代用品或空包装;药品中的拆零药品应集中存放于拆零专柜,并保留原包装的标签。

陈列时,查看批准文号是否有"国药准字×××××"来确定是否药品,查看各种标志,通过标志能够将非处方药(OTC)(图 7-1)与处方药分开,外用与内服药分开,确认是否特殊药品(图 7-2)等。

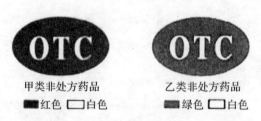

图 7-1　非处方药标志

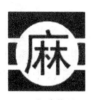

麻醉药品	精神药品	毒性药品	放射药品	外用药品
■蓝 □白	■绿 □白	■黑 □白	■红 ▨黄	■红 □白

图 7-2 特殊药品的标志

2. 药品按药理作用分类

此种分类方式,优点是使不同用途的药品名目清晰,方便经营,指导使用。缺点在于不同剂型混杂,不便于储藏管理。常用药品可分为以下几类:

(1)抗微生物药:青霉素 V 钾,苯唑西林,阿莫西林,阿莫西林克拉维酸钾,头孢唑林,头孢拉定,头孢他啶,头孢曲松,庆大霉素,阿奇霉素,克拉霉素,乙酰螺旋霉素,奥硝唑,复方磺胺甲噁唑,诺氟沙星,环丙沙星,氧氟沙星,左氧氟沙星,氟康唑,阿昔洛韦,更昔洛韦等。

(2)消化系统用药:复方氢氧化铝,雷尼替丁,法莫替丁,奥美拉唑,硫糖铝,维 U 颠茄铝胶囊Ⅱ,西咪替丁,枸橼酸铋钾,乳酶生,多酶片,颠茄,山莨菪碱,多潘立酮,开塞露,蒙脱石,联苯双酯,小檗碱(黄连素)等。

(3)解热镇痛抗炎用药:对乙酰氨基酚,布洛芬,吲哚美辛,小儿氨酚黄那敏,吲哚美辛,别嘌醇。

(4)呼吸系统用药:溴己新,氨溴索,羧甲司坦,喷托维林,复方甘草,沙丁胺醇,氨茶碱,茶碱等。

(5)循环系统用药:硝酸甘油,硝酸异山梨酯,硝苯地平,美西律,普罗帕酮,普萘洛尔,胺碘酮,维拉帕米,地高辛,卡托普利,依那普利,硝普钠,吲达帕胺,肾上腺素,去甲肾上腺素,间羟胺,辛伐他汀等。

(6)泌尿系统用药:呋塞米,氢氯噻嗪,螺内酯,氨苯蝶啶,特拉唑嗪,酚苄明等。

(7)神经系统及精神障碍用药:金刚烷胺,卡马西平,丙戊酸钠,尼莫地平,胞磷胆碱,尼可刹米,洛贝林,吡拉西坦,奋乃静,氯丙嗪,艾司唑仑,阿米替林,多塞平等。

(8)眼科用药:氯霉素滴眼剂,左氧氟沙星滴眼剂,阿昔洛韦滴眼剂,红霉素眼膏,阿托品眼膏等。

(9)维生素及矿物质类药:维生素 B_1,维生素 B_2,维生素 B_6,维生素 B_{12},维生素 E,葡萄糖酸钙,钙尔奇 D,谷维素等。

(10)抗寄生虫药:氯喹,替硝唑,左旋咪唑,甲硝唑,阿苯达唑等。

(11)抗过敏药:氯苯那敏,苯海拉明,赛庚啶,异丙嗪,氯雷他定,雷公藤多苷等。

3. 正确摆放药品

3.1 分区域摆放:①药品与非药品分开,内服药与外用药分开,处方药与非处方分开;②需冷藏的药品与其他药品分开,特殊管理药品单独区域摆放,拆零药品单独区域摆放;③要求主要以作用用途进行分类、分区域摆放;④易混淆药品应分隔摆放;⑤在同一个区域内摆放的药品在分作用用途的基础上同时按剂型集中摆放；⑥同品名或同品种不同规格的分开摆放。

3.2 整齐摆放：①同一药品摆放在一起（前后摆放，但不得有间隙，且近效期在前）；②同品名或同品种不同规格相邻摆放，相邻品种间间隙不能过大（不超过二指距离，体积小品种以价签距离为准）；③商品正面向前（可立放，也可平放），不能倒置；④50ml 以上的液体制剂应立放，不能卧放。

4.《国家基本药物》见附录 1。

【能力目标】

1. 能将药品（或保健品）分区、分类整齐陈列并放上标签，根据需要放上标示牌。
2. 能做到四分开原则分区、作用用途分区。
3. 能按规定陈列多数量同一药品、同品名或同品种不同规格药品、易混淆包装的药品。

【能力要求】

1. 工作准备

(1) 常用西药、保健品 40 个为一组；药品最好包括抗感染用药、消化系统用药、解热镇痛抗炎用药、呼吸系统用药、循环系统用药、泌尿系统用药、神经系统及精神障碍用药、眼科用药、维生素及矿物质缺乏用药、抗寄生虫药、抗过敏药类型，有不同的剂型。这样准备 2～4 组。

(2) 类别标签条和特殊标示牌四套，货架 4 个。

2. 工作程序

程序 1　了解货架　关于货架的层数和分布进行详细了解，并设置非药品和药品区，内服药和外用药区，并保证有充足的空间。

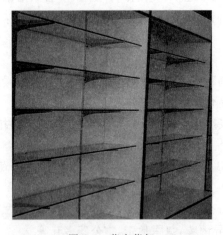
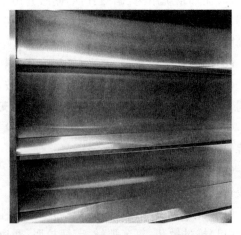

图 7-3　药店货架　　　　　　　　　　　　　图 7-4　药房货架

程序 2　查出非药品　按照药品和非药品分开，认真查看 40 个药品或非药品的批准文号并确认，把药品放在药品区，把非药品放在非药品区。

程序 3　药品分类　按照药品药理作用不同进行分类，包括抗感染用药、消化系统用药、解热镇痛抗炎用药、呼吸系统用药、循环系统用药、泌尿系统用药、神经系统及精神障碍用药、眼科用药、维生素及矿物质缺乏用药、抗寄生虫药、抗过敏药。

放置时需特别注意:①药品放置时,固体药品正面正置放置(面朝人)或正面朝上水平放置(与货架保持平衡),液体药品必须正面正置放置;②同一类可以紧密并排放置;③不同类之间需进行明显分开;④同一药品不同规格应分开摆放,同一品规不同批号根据有效期不同前后排列,有效期近者排前面;⑤印刷或包装易混淆药品必须分开放置,以免混淆。

程序 4　贴药品类别标签　根据基本药物目录,把各类药品分别逐个贴上类别标签条,要求把标签贴于一类药品中间处。按四分开原则分区放置的药品,都必须单独进行贴药品类别标签条;类别标签条应该整齐一致。

程序 5　放置特殊药品的标识牌　对储藏有特殊要求的药品,如冷藏、防冻放上标示牌;注意放置要整齐。

程序 6　贴药品价格标签　对每个药品加贴标签,注意同一品种不同厂家或不同规格的分别加贴标签。

程序 7　整理货架　做到上下左右的间距合理,药品分类准确,药品摆放整齐美观,标签加贴准确,标示牌放置准确。

程序 8　总结点评　药品陈列需要有扎实的基础知识的同时,还需要敏捷的思维,快速的判断能力,训练时需规定时间,一般要求内容准确完成,10min 内为优秀,10~12min 为良好,12~14min 为中等,14~15min 为及格。需多加训练,熟能生巧。

教师点评训练情况。

【训练任务一】

训练要求:请填写下列表格,再进行实物陈列训练(限时 10min 完成):

序号	名称	管理类别	剂型	作用类别	贮存条件
1	阿莫西林颗粒				
2	头孢他啶注射剂				
3	克拉霉素片				
4	诺氟沙星胶囊				
5	阿昔洛韦注射液				
6	左旋咪唑片				
7	吲达帕胺片				
8	普鲁卡因注射液				
9	阿司匹林肠溶片				
10	去痛片				
11	小儿氨酚黄那敏颗粒				
12	新斯的明注射液				
13	吡拉西坦片				
14	氯丙嗪片				
15	硝酸甘油注射液				
16	普罗帕酮注射液				
17	去乙酰毛花苷注射液				

续表

序号	名称	管理类别	剂型	作用类别	贮存条件
18	氨溴索口服液				
19	沙丁胺醇气雾剂				
20	奥美拉唑肠溶片				
21	枸橼酸铋钾胶囊				
22	阿托品注射液				
23	蒙脱石散				
24	螺内酯片				
25	氢化可的松注射液				
26	阿卡波糖片				
27	罗格列酮片				
28	黄体酮注射液				
29	氯雷他定片				
30	雷公藤多苷片				
31	维生素 B_1 片				
32	维生素 A 片				
33	葡萄糖酸钙口服液				
34	亚甲蓝注射液				
35	红霉素软膏				
36	氢化可的松软膏				
37	阿昔洛韦滴眼液				
38	缩宫素注射液				
39	垂体后叶注射液				
40	铁皮枫斗胶囊				

注:管理类别为药品和非药品,处方药和非处方药。

评分标准:每错一空扣 0.5 分,满分 15 分扣完为止。

 【训练任务二】

训练要求:请填写下列表格,再进行实物陈列训练(限时 10min 完成):

序号	名称	管理类别	剂型	作用类别	贮存条件
1	青霉素 V 钾片				
2	罗红霉素胶囊				
3	诺氟沙星胶囊				
4	克拉霉素片				
5	甲苯咪唑片				
6	甲硝唑片				
7	阿苯达唑片				
8	对乙酰氨基酚片				
9	布洛芬混悬剂				
10	吲哚美辛栓				

续表

序号	名称	管理类别	剂型	作用类别	贮存条件
11	别嘌醇片				
12	阿司匹林肠溶片				
13	盐酸苯海索片				
14	胞磷胆碱钠胶囊				
15	尼草地平片				
16	维拉帕米片				
17	盐酸普萘洛尔片				
18	硝酸异山梨酯片				
19	盐酸普罗帕酮片				
20	吲哒帕胺片				
21	盐酸氨溴索口服液				
22	沙丁胺醇气雾剂				
23	雷尼替丁片				
24	奥美拉唑肠溶胶囊				
25	复方氢氧化铝片				
26	多潘立酮片				
27	多酶片				
28	氢氟噻嗪片				
29	盐酸特拉唑嗪片				
30	叶酸片				
31	双密达莫片				
32	维生素 C				
33	复合维生素 B 片				
34	炉甘石洗剂				
35	利福平滴眼液				
36	甲状腺片				
37	氯雷他定胶囊				
38	马来酸氯苯那敏片				
39	葡萄糖酸锌口服液				
40	西洋参胶囊				

注:管理类别为药品和非药品,处方药和非处方药。

评分标准:每错一空扣 0.5 分,满分 15 分扣完为止。

 【思考题】

1. 简述药品摆放的具体要求。

2. 简述非药品与药品的区别。

项目八 问病给药

科学合理地进行选药、推荐药物和用药指导是问病给药的宗旨。在药店、社区卫生服务中心,作为药物服务人员应该"以人为本",以安全、有效、经济和适当为原则选择药物。这一系列的原则都基于深厚的医学基础和药品知识,同时能综合当前的市场情况较快捷地提供药品,以满足当前人们对药物使用知识不足的困境,为老百姓解决用药的困惑。

很多人用药时总是会有一些对药物不良反应的错误认识,擅自改变用药剂量和疗程都会带来药物治疗和用药过程中的一些不良现象。如何解决这些问题是摆在我们面前的难题和重要任务。

★学习目标

知识目标
- 熟悉常见病的症状与特点。
- 熟悉各类常用药物的适应症。

【知识要求】

1 常见病症及药物治疗

1.1 发热

发热(发烧)是指人体体温升高,超过正常范围。当直肠温度超过 37.6℃、口腔温度超过 37.3℃、腋下温度超过 37.0℃,昼夜体温波动超过 1℃ 时即为发热,超过 39℃ 时即为高热。

1.1.1 病因与症状

有畏寒高热、头痛、乏力、全身酸痛、食欲减退等全身症状,还有咽痛、咳嗽、鼻塞、流涕等上呼吸道卡他症状。

①感染:细菌、结核分枝杆菌、病毒和寄生虫感染;或感冒、肺炎、伤寒、麻疹、蜂窝组织炎等传染性疾病所伴发症状。

②非感染:组织损伤、炎症、过敏、血液病、结缔组织病、肿瘤、器官移植排斥反应、恶性病或其他疾病的继发后果。

1.1.2 药物治疗

非处方药(扑热息痛、阿司匹林、布洛芬、贝诺酯)

①对乙酰氨基酚(扑热息痛),作用缓和而持久,对胃肠道刺激小,正常剂量下较为安全有效,大剂量对肝脏有损害,可作为退热药的首选,尤其适宜老年人和儿童服用。

②阿司匹林,能降低发热者的体温,对正常体温几乎无影响,胃肠刺激性较大。

③布洛芬(缓释制剂为芬必得),对胃肠道的不良反应较轻,易于耐受,为此类药物中对

胃肠刺激性最低的,但心、肾功能不全者慎用。

④贝诺酯(对乙酰氨基酚与阿司匹林的酯化物),对胃肠道的刺激性小于阿司匹林。疗效与阿司匹林相似,作用时间较阿司匹林及对乙酰氨基酚长。

处方药:安乃近滴鼻紧急退热;高热惊厥加用地西泮。

1.2　咳嗽

咳嗽是人体一种保护性呼吸道反射,严重时会影响人体休息、工作和学习,甚至损伤组织。

1.2.1　病因与症状

呼吸系统疾病(感冒、肺炎、肺结核、支气管炎、哮喘或鼻窦炎)所伴发的症状。

1.2.2　药物治疗

①非处方药:感冒所伴随咳嗽,多为轻咳或干咳,有时可见少量的薄白痰,伴有背痛、发高热、头痛、咽喉痛。常选用右美沙芬复方制剂,可选服酚麻美敏、美酚伪麻、双酚伪麻、美息伪麻、伪麻美沙芬等制剂。

②处方药:对频繁、剧烈无痰干咳及刺激性咳嗽,可考虑应用可待因,其能直接抑制延脑的咳嗽中枢,镇咳作用强大而迅速。

呼吸道有大量痰液并阻塞呼吸道,引起气急、窒息者,可应用司坦类黏液调节剂(如羧甲司坦)或祛痰剂。

应用镇咳药的同时,宜注意控制感染和炎性因子(对因治疗)。

对合并气管炎、支气管炎、肺炎和支气管哮喘者,凭医师处方或遵医嘱服用抗感染药物(抗生素类、磺胺类、氟喹诺酮类),消除炎症;或对抗过敏原(抗组胺药、肾上腺糖皮质激素),才能使镇咳药收到良好的效果。

1.3　细菌性痢疾

细菌性痢疾(简称痢疾)是由痢疾杆菌属引起的肠道传染疾病。主要病变为结肠黏膜弥漫性炎症,以乙状结肠、直肠最显著,严重时可波及整段结肠及末端回肠。

1.3.1　病因与症状

起病急、有畏寒、发热、体温可高可低,伴全身不适、恶心、呕吐、同时或数小时后出现腹痛、腹泻,腹痛多见于脐周及下腹,腹泻每日10多次至数十次,量少,初为水样或黄色糊状,后转为黏液脓血便,里急后重,肠鸣亢进,左下腹压痛;或由受累受凉引起痢疾史。

1.3.2　药物治疗

①轻症,口服复方新诺明或氟哌酸5～7日。

②重症或以上药物无效时,口服氧氟沙星或庆大霉素或肌注庆大霉素等。

③停药后用微生物制剂,如乳酸菌素、培菲康等。

1.4　胃炎

胃炎是指各种病因所致的胃黏膜炎症,病变可以是弥漫性的,也可局限于胃窦或胃体部分,按临床发病的快慢,一般分为急性和慢性胃炎。

1.4.1　病因与症状

由微生物、药物、化学物质和刺激性食物等因素引起的,常见微生物感染所致,如沙门菌、幽门螺杆菌和内毒素等引起。

主要表现为上腹不适、疼痛甚至剧烈疼痛;食欲不振、厌食、恶心、呕吐,或吐出物多为酸性有发酵味的食物或其残渣,并含有较多黏液。慢性的会反复发作。

1.4.2 药物治疗

①对症治疗:提升消化能力可选用胃酶合剂,多酶片等,减少胃酸分泌可选用铝碳酸镁片和雷尼替丁等。消除上腹饱胀、呕心呕吐可选用多潘立酮和甲氧氯普胺。

②对因治疗:有胆汁返流的宜选用多潘立酮或甲氧氯普胺+氢氧化铝或铝碳酸镁片。有幽门螺杆菌感染宜选用奥美拉唑或泮托拉唑+阿莫西林。

1.5 尿路感染

尿路感染(简称尿感),通常是指细菌或其他病原体侵入泌尿道而引起的化脓性感染。包括肾盂肾炎、膀胱炎或尿道炎。

1.5.1 病因与症状

尿感的病因以大肠杆菌感染为最多,其他如副大肠杆菌、变形杆菌、产气杆菌、粪链球菌、葡萄球菌和绿脓杆菌等。

①膀胱炎:起病急,严重时有尿频、尿急、尿痛等膀胱刺激症状,排尿时小腹有明显不适,膀胱区偶有压痛,可有腰痛,但无肾区叩痛。

②肾盂肾炎:有尿频、尿急、尿痛伴有腰痛,以及寒战、发热(38.5～39℃,甚至达到40℃)恶心、呕吐等全身症状,体检有一侧或二侧肾区压痛或叩痛,在上输尿管点或肋腰点有压痛。

1.5.2 药物治疗

①膀胱炎:选用阿托品、山莨菪碱、复方颠茄片等解痉药+抗菌药物(复方新诺明或头孢菌素类)。

②肾盂肾炎:轻度口服抗菌药(见膀胱炎),较严重或严重的患者静脉注射庆大霉素或妥布霉素或头孢菌素类三代。

1.6 支气管炎

支气管炎分为急性支气管炎和慢性支气管炎。急性支气管炎是由于感染、物理化学刺激或过敏等因素所致的气管、支气管黏膜的急性炎症。慢性支气管炎(简称慢支)是指气管、支气管黏膜及周围组织的慢性非特异性炎症。

1.6.1 病因与症状

①急性支气管炎:多在寒冷季节或气候突变之际发病,呼吸道感染表现有咳嗽和咯痰,咳嗽和咯痰先轻后加重,严重时会有脓性,偶可带血,可有发热,38℃左右。

②慢性支气管炎:冬重夏轻,早晚重白天轻。咳痰多为白色黏痰或泡沫痰,早晚多,在合并细菌感染时痰量增多,为黄色脓性痰,有湿啰音或哮鸣音等。

1.6.2 药物治疗

①急性支气管炎:有发热、脓痰者宜用抗菌药,如青霉素类、大环内酯类、喹诺酮类、头孢菌素类等。

②慢性支气管炎:止咳祛痰药(如溴己新、鲜竹沥)+平喘药(氨茶碱、特布他林)+抗菌药物(如青霉素类、大环内酯类、喹诺酮类、头孢菌素类等)。

1.7 咽炎

咽炎指咽部黏膜、黏膜下及淋巴组织的炎症,包括急性咽炎和慢性咽炎两种。

1.7.1　病因与症状

①急性咽炎：主要由病毒、细菌对咽部的直接感染或高温、粉尘、烟雾、刺激性气体等理化因素引起；主要表现：起病急，初起时咽部干燥、灼热，继而疼痛，吞咽唾液时咽痛往往比进食时更为明显；可伴发热，头痛，食欲不振和四肢酸痛，侵及喉部时，可伴声嘶和咳嗽。

②慢性咽炎：病程一般在2个月以上，咽部不适、发干、异物感或轻度疼痛，干咳、恶心，咽部充血呈暗红色，咽后壁可见淋巴滤泡等。

1.7.2　药物治疗

①局部治疗：含服溶菌酶片、度米芬、碘含片等，复方硼砂液、氯己定漱口液、温淡盐水含漱。

②抗感染治疗：抗病毒药物，如金刚烷胺、干扰素等；抗细菌感染宜选用口服或注射抗生素及磺胺类药物。

③全身治疗：维生素类和中药治疗。

1.8　失眠

失眠是指入睡或维持睡眠困难，或困难障碍以至于人们在醒后觉得睡眠不足，是临床上常见的症状。

1.8.1　病因与症状

失眠的发病原因是多方面的，也是一种综合征。主要表现为入睡困难，易醒，晨醒过早，常伴睡眠不深，或通宵不寐。严重时头昏脑胀、精神萎靡、倦怠无力、食欲不振、注意力不集中、记忆力减退、健忘等症状。人容易疲劳，记忆力下降，会出现生理上的心慌、气短、胸闷、腹胀、腹泻等症状。

1.8.2　药物治疗

常见辅助睡眠药物有氯美扎酮、谷维素、乙酰天麻素等，镇静催眠药物如地西泮、氯氮䓬、奥沙西泮等，抗抑郁剂如米安色林、多塞平。

1.9　牙周炎

牙周炎是侵犯牙龈和牙周组织的慢性炎症，是一种破坏性疾病。

1.9.1　病因与症状

主要症状是牙周袋的形成及袋壁的炎症，牙槽骨吸收和牙齿逐渐松动。主要表现为牙龈红肿、溢脓、出血，有时成为脓肿，正常外形改变，龈缘糜烂或增生，咀嚼食物或刷牙时容易出血，牙齿松动，咀嚼无力，牙齿遇冷热酸甜有刺激疼痛，口臭，牙间隙增宽和食物嵌塞等症状。

1.9.2　药物治疗

①局部治疗：漱口剂，如2%盐水液、1%过氧化氢液、复方硼砂液等，抗菌药，如甲硝唑药膜、甲硝唑栓等。

②全身治疗：较少采用，可以增加牙周抵抗力的药物，如维生素C。

1.10　高血压

高血压病又称原发性高血压，是以动脉压升高，尤其是舒张压持续升高为特点的全身性慢性血管疾病。

1.10.1　病因与症状

高血压患者一般无症状，或有头痛、心悸、注意力不集中、乏力等，长期高血压易导致心、脑、肾等重要脏器产生严重的、危及生命或招致残疾的并发症,也是引起冠心病、心肌梗死、脑卒中和肾功能衰竭的主要原因。

1.10.2 药物治疗

常用药物:氢氯噻嗪、卡托普利、硝苯地平、尼莫地平、缬沙坦等。

1.11 心绞痛

心绞痛是冠状动脉供血不足,致使心肌急剧而短暂的缺血、缺氧而引起的临床综合征。

1.11.1 病因与症状

长期的精神与身体劳累过度会引发心绞痛。主要表现为钝痛、灼痛或胸骨后不适、胸闷,少数人发作时有呼吸困难、面色苍白、皮肤湿冷、表情焦虑、血压上升、心率加快、心尖区第一音减弱。

1.11.2 药物治疗

①发作时治疗选用硝酸甘油、硝酸异山梨醇气雾剂。

②缓解期治疗常选用:硝酸异山梨醇酯+硝苯吡啶+普萘洛尔;硝酸异山梨醇酯+维拉帕米;复方丹参滴丸+硝苯吡啶+地西泮。

1.12 糖尿病

糖尿病是由于遗传和环境因素共同作用而引起的一组以高血糖为特征的代谢性疾病。

1.12.1 病因与症状

发生糖尿病的原因是胰岛 B 细胞上的胰岛素受体缺陷引起的或胰岛素靶细胞上的胰岛素受体缺陷引起的。主要表现为"三多一少",即多食、多饮、多尿,体重减少。不少患者首先表现为并发症,如皮肤溃烂、尿路感染、白内障、动脉硬化、冠心病、脑血管病变。

1.12.2 药物治疗

适当使用药物来维持患者血糖的正常状态。

宜选用的药物:①口服降糖药如磺酰脲类、双胍类、葡萄糖苷酶抑制剂等;②胰岛素;③中成药。

2 对话模拟方案

可按照以下方式进行模拟对话:以"某男,46 岁,自称感冒来药店买药"为例进行阐述。

2.1 了解基本情况

询问顾客基本情况,如年龄、职业、病症、病史、用药史、过敏史。

2.2 了解病情

(1)何时开始不舒服?发热吗?体温多少?是突然出现高热吗?几天了?

(2)全身酸痛吗?有头痛、咽干、流鼻涕、打喷嚏等症状吗?

(3)有眼睛红、痒、鼻痒、突发性打喷嚏等情况吗?

2.3 初步诊断

什么疾病或症状,如普通感冒。

2.4 根据病症选用药物

注意药物的商品名、通用名、别名,防止重复用药。

2.4.1 疾病评估

若以鼻咽部发干、打喷嚏开始,然后出现流涕、鼻塞等症状,发热较低,全身症状轻者,一般为普通感冒。若发病急,寒战、高热(38～39℃),伴有全身不适、肌肉酸痛、上呼吸道症状如鼻塞等比全身症状出现晚者一般为流行性感冒。

2.4.2　对症荐药

若确定为普通感冒,应根据患者感冒症状的不同,选择不同的抗感冒药。

感冒初期,鼻塞、咽干、流涕、喷嚏等可选用复方伪麻黄碱缓释胶囊等。

畏寒、发热、头痛初起,伴有全身肌肉、关节痛,可选用阿司匹林、布洛芬、芬必得、贝诺酯、牛磺酸、萘普生等,复方制剂如复方对乙肝氨基酚片,处方药散利痛片等。

感冒症状较重,发热、头痛、流涕、鼻塞、咽痛、咳嗽、咯痰等,可选用含有伪麻黄碱、马来酸氯丙那敏、人工牛黄、右美沙芬等复方感冒药,如泰诺、白加黑等。

2.5　注意事项(必要的说明)

建议患者注意卧床休息,多喝水,保持口腔卫生,适当增加营养,补充维生素,室内通风换气。

用药前请仔细阅读药品说明书,并向患者说明药品使用情况。如患者持续高热不退、咳嗽,伴有黄痰、咽痛、胸痛等,应立即到医院就医。如遇孕妇、儿童、老年患者,要交代该类人群用药注意事项。

【能力目标】

1. 能分析病情和初步诊断疾病。
2. 能合理推荐药品,介绍药品,准确讲解用药中会出现的情况。
3. 能准确而清晰告知用法用量及注意事项。

【能力要求】

1. 工作准备

准备病情卡片若干张,准备若干处方笺,设置模拟药房或药店。

2. 工作程序

程序 1　做好工作准备　对模拟药房或药店进行初步的熟悉,了解各类药物的陈列位置,了解处方药和非处方药情况,以确定本病情是否有可选用的药品。

程序 2　抽取病情卡片　每人抽取一张卡片,按照卡片上的病情,思考分析病情的特点,并设计需要询问的问题或需要了解的具体情况。

程序 3　模拟对话　用口语的方式进行询问,用"您需要什么帮助吗?"或"您需要什么?"开始,与患者或顾客进行设计问题的询问,来获得初步诊断疾病及选药和用药的依据。注意应该询问的相关内容还有其他症状、疾病史、用药史、过敏史等。

程序 4　初步诊断　根据询问结果诊断为何种疾病,并对疾病进行分析,是否严重,由什么原因引起等。

程序 5　推荐药品　针对上述初步诊断进行药品推荐,一般推荐1～2个药品。同时对推荐的药品进行介绍,如作用以及不良反应等;如有同类药品推荐也可以比较同类药品优缺点(包括价格),让患者或顾客能自行准确选择药品。

程序 6　确定药品　根据推荐和患者或顾客的具体病情,以及经济情况、用药情况、工作情况(如出差)等确定药品,以便于治疗顺利与安全。

程序 7　说明用法用量　针对推荐的药品说明用法用量,包括什么时候用(如早上、睡前、餐前、餐后、空腹等)、剂量(如一次用多少量,一日几次)、用法(口服、温水冲服等)。

程序8 说明用药注意事项 用药后应注意多喝水,注意休息,如糖浆类治疗咽喉肿痛的药品喝完糖浆后不要马上喝水,这样能够增加及延长其疗效;告知用药后的常见反应,如吃了维生素 B_2 后,尿液就会变黄,停药后会自动变淡,如眼用制剂,注意用眼的健康等。

程序9 祝福语 如祝您早日康复。

程序10 完成项目,清理现场 把药品放回原处,做好问答记录工作,完成项目材料报告等。

【训练任务一】 购药者,男,56岁,有高血压病史9年,长期服用药物治疗。来店购买药物,如何接待顾客?

×××医院处方笺

费别: □公费 □自费 ✓□医保 □其他	医疗证/医保卡号:108522	处方编号:003511

姓名:_×××_　　　　性别:☑男 □女　　年龄:_56_ 岁
门诊/住院病历号:_108421_　科别(病区/床位号):　　_普内_
临床诊断:　_高血压病_　　开具日期:_2012_ 年_7_ 月_9_ 日
住址/电话:_×××_

Rp

　　1. 卡托普利　　8mg×30 片
　　　Sig: 8mg　b.i.d.　　p.o.
　　2. 阿司匹林肠溶片　50mg×30 片
　　　Sig: 100mg　q.d.　　p.o.

医　　师:_李丽_　　　药品金额:_____
审核药师:_____　　调配药师/士:_____
核对、发药药师:_____

项目	考核要点
了解基本情况和病情	(1)审方 　①检视处方; 　②告知药品:卡托普利剂量有问题; 　③缺药处理:联系进货,并留下顾客联系方式。
	(2)询问患者情况 　①患者身份确认,与顾客关系; 　②是否有药物过敏史; 　③是否有遗传疾病、慢性病:需了解家属中是否有高血压病患者; 　④是否用过这些药,有无出现不良反应。 　　长期应用,未见明显不良反应。
确定药物	(3)是否有其他需要(如果没问,裁判要求介绍两种药品)。 　比较卡托普利与厄贝沙坦片。
	(4)比较药品 　①适应证比较:均为一线降血压药,作用部位不同; 　②不良反应比较:卡托普利常引起干咳,沙坦类无; 　③价位比较:沙坦类较普利类贵。
	(5)确认药店有所需药品 　卡托普利; 　阿司匹林肠溶片。
核对并说明药嘱	(1)调配、核对、发药 　卡托普利因剂量问题不能发药,需购药者再与开处方医师沟通。
	(2)药嘱 　①用法、用量、用药时间:阿司匹林2片,q.d.,p.o.。 　②可能发生的不良反应:胃肠道损伤、出血倾向、过敏; 　③用药注意事项:经常检查皮肤黏膜有无出血现象,定期查血、测血压,了解血压控制情况; 　④健康指导:低脂、低盐饮食,戒烟、限酒,减轻体重,心态平和。

 【训练任务二】 购药者,女,20岁,牙痛2天,局部牙龈红肿。要求购买"甲硝唑芬布胶囊"如何接待顾客?

项目	考核要点
了解基本情况和病情	①有处方,按处方调配(按处方药进行调配); ②无处方,拒绝销售; ③询问病情,劝告购药者去开处方,然后欢迎来店购药,表示这是对患者用药安全负责。

续表

项目	考 核 要 点
确定药物	介绍药品:去痛片(处方药)、阿司匹林维生素 C 泡腾片(OTC)、西地碘含片(OTC)。 确定选用:阿司匹林维生素 C 泡腾片(OTC)。
核对并说明药嘱	(1)调配、核对、发药 阿司匹林维生素 C 泡腾片。
	(2)药嘱 ①用法、用量、用药时间:阿司匹林维生素 C 泡腾片每次 1～2 片,3 次/天; ②可能发生的不良反应:胃肠道不良反应、过敏; ③用药注意事项:阿司匹林过敏者禁用; ④健康指导:注意口腔卫生,饭后刷牙,采用正确的刷牙方式。

【训练任务三】 购药者,女,30 岁,外阴瘙痒,白带臭,呈豆腐渣样。如何诊断和用药? 如何接待顾客?

项目	考 核 要 点
了解基本情况和病情	(1)询问病情 ①患者年龄、性别、详细病症; ②病情进展情况; ③判断疾病(如果没有,教师询问)。 真菌性阴道炎。
	(2)询问患者情况 是否有药物过敏史。
确定药物	(1)推荐两种以上药品(如果仅一种,教师要求再推荐)。 ①硝酸咪康唑栓; ②联苯苄唑乳膏、复方曲安奈德乳膏等。
	(2)比较药品 ①适应证比较:栓剂阴道塞入、软膏外阴涂抹; ②不良反应比较:均为抗真菌药物; ③价位比较:栓剂较贵。
	(3)确认药店有所需药品 硝酸咪康唑栓。
核对并说明药嘱	(1)调配、核对、发药
	(2)药嘱 ①用法、用量、用药时间:栓剂阴道给药,每晚 1 次,每次 1 粒,连用 3 晚为一个疗程。洗净双手或戴指套或手套给药; ②可能发生的不良反应:偶见过敏,常见局部刺激、瘙痒; ③用药注意事项:孕妇及哺乳期妇女慎用; ④健康指导:注意外阴清洁、干燥,夫妻同时治疗。

【训练任务四】 购药者,指、趾间脱皮,成簇小水泡,痒,足有臭味。如何接待顾客? 如何诊断及指导购药?

项目	考 核 要 点
了解基本情况和病情	(1)询问病情 　①患者年龄、性别、详细病症; 　②病情进展情况; 　③判断疾病(如果没有,教师询问)。 　　手足癣。
	(2)询问患者情况 　是否有药物过敏史。
确定药物	(3)推荐两种以上药品(如果仅一种,教师要求再推荐) 　①足光散; 　②联苯苄唑乳膏、硝酸益康唑喷剂、盐酸特比萘芬喷雾剂。
	(4)比较药品 　①适应证比较:足光散外用泡足、软膏外用涂抹; 　②不良反应比较:均为抗真菌药物; 　③价位比较:足光散较便宜。
	(5)确认药店有所需药品 　足光散、联苯苄唑乳膏。
核对并说明药嘱	(1)调配、核对、发药
	(2)药嘱 　①用法、用量、用药时间:足光散取药粉 40g 加沸水 1000～1500ml,或取药粉 　　20g 加沸水 500～750ml,搅拌,溶解,放温,趁热浸泡患处 20～30 分钟,每 　　日 1 次,连续 3 日为一疗程;乳膏涂于患处,每日 1 次,疗程 2～4 周; 　②可能发生的不良反应:偶见过敏,常见局部刺激、瘙痒; 　③用药注意事项:避免接触眼睛和其他黏膜,手、足癣应同时治疗; 　④健康指导:保持干燥,勤换鞋袜,阳光晾晒,不要互穿拖鞋以免传染,注意 　　个人卫生。

【思考题】

1. 合理用药要注意哪些问题?
2. 简述一般药嘱的内容。

项目九 社会药房调查

随着我国处方药与非处方药分类管理制度、社会基本医疗保险制度的建立和完善,以及医疗体制改革的深入,社会药房数量猛增,加之社会药房以其购药方便和价格优势吸引了大量消费者。但是,药品是一种特殊商品,社会药房需要保证药品的安全性和有效性,以及为广大消费者提供正确的用药咨询。

学习目标

知识目标
- 熟悉社会药房的基本情况。
- 熟悉社会药房的主要工作内容及流程。
- 了解社会药房的销售服务工作。

【知识要求】

1. 社会药房的基本情况

(1)《药品管理法》要求药品零售企业须持有《药品经营许可证》及《营业执照》。一证一照须挂在营业场所的醒目位置。

(2)《药品管理法》及《处方药与非处方药流通管理暂行规定》要求药品经营企业具备依法经过资格认定的药学技术人员,执业药师证应悬挂在醒目易见的位置。

(3)《药品经营质量管理规范》要求药品经营企业应配置符合药品特性要求的常温、阴凉和冷藏保管设备,调节温、湿度的设备。

2. 社会药房的布置

《药品经营质量管理规范》要求药品与非药品,处方药与非处方药应分柜摆放,内服药与外用药应分开存放,易串味的药品分类摆放。

3 社会药房的销售服务工作

(1)《零售药店设置暂行规定》要求药品零售企业保证24h供应药品。

(2)《处方药与非处方药流通管理暂行规定》要求处方药必须凭执业医师或执业助理医师的处方销售,须由执业药师或者药师对医师处方进行审核、签字后依据处方正确销售药品。

(3)《药品经营质量管理规范》要求销售药品时应正确介绍药品的性能、用途、禁忌及注意事项。

【能力目标】

1. 能胜任社会药房销售服务工作。

2．能完成药房布置工作。

3．能策划与经营社会药房。

【能力要求】

1．工作准备

场所准备：联系好 10 家及以上较大型的社会药房。

学生分组：每 3 个学生一组；学生自带实验报告本。

2．工作程序

程序 1　调查社会药房的基本情况　药房性质（连锁药房、公司下属药房、个体药房、统一法人所开药房）、经营年限、面积、基本设备是否齐全、是否医保定点单位、药品摆放是否合理。

程序 2　调查基本情况　主要调查对象的年龄、性别、文化程度、专业背景、职业、从业年限、生活环境等。

程序 3　调查对象业务素质　从业人员对药品法规、药品分类原则和方法、厂家主要产品、药品价格、药品的特点、用途、使用方法的熟悉程度。

程序 4　调查药学服务　被调查者是否根据顾客情况，通过询问病情，向消费者建议药品；是否询问药物过敏史，并建议科学合理的使用方法；是否说明该药的禁忌证、不良反应和注意事项，并询问上次的药品是否有效，是否发生不良反应；提供较为详细的药品说明服务；发生不良反应时是否主动向药监局报告。

程序 5　调查消费者对社会药房提供药学服务的需求　患者或消费者是否需要用药指导；对从业人员服务的评价；是否希望有坐诊医师；是否希望增加服务项目。

程序 6　调查药房存在的主要问题　通过以上调查分析社会药房存在的主要问题，并提出相应的对策。

程序 7　完成社会药房调查报告　调查报告的格式有题目、摘要、正文（其中包括调查目的、调查时间、调查方法、调查人群、调查内容、调查结果和调查结论）、结束语。

【训练任务一】　设计调查问卷。

以"消费者或患者的用药习惯与存在的问题"为主题设计问卷。

问题是调查问卷的主体和核心，是调查者与被调查者沟通信息的载体。问题部分的形式通常用问句形式。调查问卷的题型主要为表格式和问答式两种。表格式一般由标题、前言、问题表格、备注等组成。表格式的特点是简练、清晰，一目了然。内容较单一调查类文种的调查问卷多用表格式。问答式的样式一般为标题、前言、问句、备注等。问答式的特点是形式灵活、使用方便。内容较复杂的调查类文种的调查问卷多用问答式。

问卷设计共有八个步骤：

第一，确定所要收集的信息、资料。

第二，根据问卷的调查方式确定调查内容。问卷调查方式的不同，问卷的设计方式及其内容的复杂程度不同。在决定问题内容时，问题必须切题，不要出现与调查目的无关的题目。

第三，决定问题形式。问题的形式一般有以下几种：

（1）开放自由式问题，让被访者自由回答，不受限制。例如："请问，您或您的同事认为用药指导的重点在哪里？答：_____"

（2）二分式问题，把问题简化成是与否两种答案。例如："请问，顾客会主动要求用药指导吗？A. 会　B. 不会"

（3）多选式，对于一个问题列举几个答案，让被访者在限定的答案中选。例如："请问，您认为顾客对用药指导最关心的是：A. 剂量　B. 用药时间　C. 不良反应　D. 注意事项　E. 相互作用"

（4）顺位式问题，在提出问题时，让被访者按要求依次回答。例如："请问，在用药指导时，您认为哪些方面最重要？A. 用药量和用药次数　B. 用药时间　C. 不良反应　D. 注意事项　E. 相互作用"

第四，选择问题用语。在问卷调查中，关于询问用语应该注意以下几个方面：首先，询问的着眼点要明确；其次，要用平易语句，让被访者易于回答；再次，要避免有诱导性作用的问题；最后，避免过于涉及私隐。

第五，决定问题的先后顺序。第一个问题必须有趣且容易回答，重要问题放在突出的位置，容易的问题放在前面，慢慢引入比较难答的问题。问题要一气呵成，注意问题的前后顺序的连贯性，不要让被访者的思绪中断。

第六，问卷的版面布局。问卷的形式以及体裁的设计，对于搜集资料质量的关系很大，应力求纸质及印刷精美，在某些开放性的问题后面留出充足的地方来让被访者填写其意见或建议，以便更多有用信息的收集以及日后的处理。

第七，测试调查问卷。在设计市场调查问卷之后，有必要根据计划举行小规模的试验检查，以得知问卷的格式是否合理，调查的方式是否合理，调查的目的是否达到，调查的编组是否合理等，以便加以改正及控制调查的成本。

第八，修订及定稿。将调查问卷进行修改后，印刷出来，在调查中使用。可以将调查中应该注意的问题编辑成册，供相关人员参考。

 【训练任务二】　调查分析。

对回收的调查问卷进行系统分析。

第一步：问卷的审核与录入。

（1）去伪存真、查漏补缺。是否存在漏答或错答的问题，记录是否充分，填写是否清晰。

（2）统计问卷的回收率与合格率。调查问卷很难做到百分之百回收，调查问卷很难做到百分之百合格，低回收率和低合格率需找出问题症结。

（3）问卷中有关问题量化处理。如对合理用药的重视程度？A. 很重视　B. 重视　C. 一般　D. 无所谓　E. 不重视。做量化处理时可以将其用分值标示，如 A 为 5 分，B 为 4 分，C 为 3 分，D 为 2 分，E 为 1 分。

（4）特别注意不同人群分类。如不同收入、不同教育程度、不同家庭背景、不同生活环境等人群。

第二步：问卷的系统分析。

（1）统计分析方法：一是逻辑思维方法，二是数量关系分析方法。逻辑思维方法是指辩证唯物主义认识论的方法。统计分析必须以马克思主义哲学为方法论的指导。唯物辩证法对于事物的认识要求从简单到复杂,从特殊到一般,从偶然到必然,从现象到本质。坚持辩证的观点、发展的观点,从事物的发展变化中观察问题,从事物的相互依存、相互制约中分析问题,对统计分析具有重要的指导意义。

数量关系分析方法是运用统计学中论述的方法对社会经济现象的数量表现,包括社会经济现象的规模、水平、速度、结构比例、事物之间的联系进行分析的方法,如对比分析法、平均和变异分析法、综合评价分析法、结构分析法、平衡分析法、动态分析法、因素分析法、相关分析法等。

(2)分析问题。把每个关键问题的得分计算出来,包括问题分类统计、统计得分、计算占比等情况,并找出不同点和相同点。例如:消费者或患者的用药习惯调查,调查目的是通过了解消费者或患者的用药习惯主要状况,供药房药品布置作参考,同时也为消费者用药习惯做一些正确的引导;这种用药习惯受到家庭状况、年龄、性别等因素的影响,判断出哪个因素影响最大,或相关联最大。

(3)归纳分析结果与结论。将关键问题逐一分析,得出共同点和相关联点,并归纳出药房情况的本质或原因,进一步给出解决的具体方法和措施。

【思考题】

1. 药房调查的目的和意义是什么?
2. 药房调查的重点在哪里?

项目十　动物实验技能

　　动物实验的目的在于通过循序渐进的常规实验,使学生验证和巩固所学的基本理论;通过综合实验了解较为先进的科研方法和技能,同时培养学生联想及综合分析问题的能力;建立实事求是、严谨的科学态度,提高解决实际问题的能力,为后续知识的学习和毕业后的科研工作奠定良好的基础。

【能力素养】

1　动物实验要求

1.1　实验前

1.1.1　仔细阅读实验指导,了解实验目的、原理、要求、方法和操作步骤。

1.1.2　结合实验内容,复习有关药理学、生理学、生物化学及免疫学等方面的理论知识,做到充分理解。

1.1.3　预测实验中可能出现的情况和发生的问题。

1.2　实验时

1.2.1　实验器材的放置力求稳当、整齐、有条不紊。

1.2.2　严格按照实验指导上的步骤进行操作,准确计算给药量,节省器材和药品。要注意保护实验动物和标本,避免与实验内容无关的刺激。

1.2.3　仔细、耐心地观察实验过程中出现的各种现象,实事求是地记录药物出现反应的时间、表现以及最后的转归,联系课堂讲授的内容进行思考。

1.2.4　在实验过程中遇到疑难之处,先要自己设法解决,如一时解决不了,应向指导教师说明情况,请求教师协助解决。对于贵重仪器,在未熟悉其性能之前,不可轻易调试。

1.2.5　实验室内保持安静、整洁。用药后须用原瓶塞塞好,公用药品和器材不可随意挪动。

1.3　实验后

1.3.1　将实验用器材清洗擦干,清点整理后放到指定位置。如有损坏、缺少,应及时报告老师。将存活和死亡动物分别送至指定处所。

1.3.2　认真整理实验记录,经过分析思考,撰写实验报告,按时交给指导老师。

1.3.3　做好实验室的清洁卫生工作。

2　实验室守则

2.1　遵守学习纪律,准时到达实验室。在做实验时因故外出或早退应向指导老师请假,经同意后方能离开实验室。

2.2　实验时应严肃认真,不得高声谈笑及进行任何与实验无关的活动,应保持实验环境的宁静。参加实验时应穿着实验工作服。

2.3　参加实验者应先熟悉实验仪器和设备的性能及使用要点,而后使用。一旦发现仪器和设备故障或损坏,应立即向指导教师报告,以便能及时维修或更换,不可擅自拆修或调换。仪器和设备不慎损坏时,应及时向指导教师汇报情况,按章赔偿。

2.4　各实验小组的实验仪器和器材各自保管使用,不得随意与他组调换挪用。如需补发增添时,应向指导教师申报理由,经同意后方能补领。每次实验后应清点实验器材、用品。

2.5　爱惜公共财物,注意节约器材,爱护实验动物,实验室内物品不得擅自带走。

2.6　保持实验室的整洁卫生,不必要的物品不要带进实验室内。实验完毕后,应将实验器材、用品及实验桌凳收拾干净;实验动物尸体和废物应放到指定的地点,不得随地乱丢。实验室的清洁卫生工作应由各实验小组轮流负责打扫,以保证实验室环境整洁卫生。

训练任务一　动物实验的基本操作技术

学习目标

能力目标
- 能熟练捉拿各类常用实验动物。
- 能熟练给各类实验动物给药。

1　药理学实验常用动物的种类及特点

1.1　小鼠(mouse)

小鼠属哺乳纲、啮齿目、鼠科。其温顺易捉,繁殖力强,价格低廉,对实验动物大小、性别和年龄的要求比较容易满足,饲养条件也容易控制,因此是药理学实验最常用的动物,特别适用于大样本的实验,如药物筛选、药物半数致死量的测定等。小鼠对多种疾病有易感性,可以复制多种疾病模型,如癌症、肉瘤、白血病、血吸虫病、败血症、癫痫、药物依赖性、痴呆症等。

1.2　大鼠(rat)

大鼠亦属哺乳纲、啮齿目、鼠科。大鼠受惊时有攻击性,易对实验者造成伤害,应注意防护。大鼠也可用于多用实验和复制多种动物模型,如复制水肿、炎症、缺氧、休克、发热、胃溃疡、高血压以及肾衰竭等动物模型;大鼠的垂体-肾上腺功能很发达,常用来做应激反应、肾上腺及垂体等内分泌功能实验。大鼠的高级神经活动发达,因此,也广泛用于脑功能定位、神经元细胞外记录等实验中。

1.3　家兔(rabbit)

家兔属哺乳纲、啮齿目、兔科。其特点是性情温顺,易于饲养。常用于与呼吸功能、泌尿功能、心血管功能有关的实验中,如呼吸运动的调节及呼吸衰竭的处理、血压的调节和心力衰竭的处理等。因家兔对致热原敏感,故常用于研究解热药和检查热原。此外,因家兔耳长大,血管清晰,便于静脉注射和采血,故也广泛用于药物的血管刺激性及溶血性的研究。

1.4　豚鼠(guinea-pig)

豚鼠又称天竺鼠、荷兰猪,属哺乳纲、啮齿目、豚鼠科。其特点是性情温顺,对组胺和结核菌敏感,故常用于复制哮喘、组胺过敏、结核病模型,以研究平喘药、抗组胺药以及抗结核药的作用。也用于药物安全性试验中的全身主动过敏性试验。

1.5 猫(cat)

猫属哺乳纲、食肉目、猫科。与兔相比,猫对外科手术的耐受性强,血压相对稳定,但极具攻击性。常用于去大脑僵直、下丘脑功能以及血压方面的实验。

1.6 犬(dog)

犬常用于观察动物对冠状动脉血流量的影响、心肌细胞电生理研究、降压药及抗休克药物的研究等;经过训练,可与人合作,很适用于慢性实验,如条件反射试验。犬的体形大,对手术的耐受性较强,常用于其他小动物不易进行的手术中,如胃瘘、肠瘘、膀胱瘘、胆囊瘘以及冠状动脉结扎等。在进行临床前长期毒性试验中,犬是常用动物。

1.7 蟾蜍(toad)

蟾蜍属于两栖纲、无尾目。由于进化较低,其离体标本(如心脏、腓肠肌等)能在较长时间内保持着自律性和兴奋性,而且蟾蜍容易获得并价格便宜,故经常被用于研究药物对心脏的影响、反射弧分析以及肌肉收缩等实验中。

2 实验动物的选择

为了获得理想的实验结果,必须根据实验目的选择适宜的观察对象。在选择动物时,需考虑如下因素:

2.1 种属的选择

不同种属的动物对同一疾病病因刺激的反应程度会有很大的差异。在选择实验动物时,尽可能选择对刺激因素较为敏感且与人类接近的种属。例如在进行发热实验时,宜首选家兔;在进行过敏反应和变态反应实验时,宜首选豚鼠;小鼠则宜用于半数致死量等方面的观察。

2.2 性别的选择

由于成年雌性动物的代谢存在着明显的随性周期变化而变化的规律,这些变化会影响受试动物对某些实验因素的反应状态,因而在选择实验动物时,一般多用雄性动物,但热板法镇痛实验不宜选用雄性小鼠或大鼠,半数致死量的测定应雌雄各半。

2.3 周龄或体重的选择

一般选择成年动物,小鼠体重 18～22g,大鼠体重 200～250g,豚鼠体重 350～450g,家兔体重 2.5～3.5kg,毕格犬体重 8～20kg。但有些实验对动物体重或周龄有特殊要求,如大鼠足肿胀法的抗炎实验,宜选用 120～150kg 的大鼠,对致炎剂敏感。制作大鼠脑永久性低灌注模型时,宜选用 13 周龄以上的大鼠,这样可大大降低死亡率。

2.4 状态的选择

实验动物对人类疾病的表达程度及对施加因素的反应情况,除了与动物自身的生理特征有关外,还受动物的状态,如是否饥饿、睡眠是否足够、是否患有其他疾病等的影响。因此,应选择健康、反应机敏以及其他各个方面条件尽量一致的动物作为观察对象。

2.5 实验条件的选择

由于环境因素对实验结果有着很强的干扰作用,如明、暗(即光照周期)对体内代谢就有着重要的影响。在实验时应选择与受试动物自然生活尽量一致的实验环境或人为地将实验环境控制到符合条件的程度。

3　实验动物的编号

在药理学实验中为了观察并记录每只动物、各组动物的变化情况,必须在实验前预先对动物进行随机分组和编号。对于比较大的动物如狗、兔等,可将号码烙在金属牌上,实验时将其固定于狗链条或兔耳上。对于家兔还可采用化学药品涂染背毛或采用兔耳打孔法。下面以药理学实验最常用动物为例,介绍大鼠和小鼠的编号标记方法。

大鼠和小鼠的编号一般都采用各种不同颜料涂擦被毛的方法来标记,也可用不同颜色的油性记号笔在尾部标记。常用的涂染化学品如下:

①涂染黄色,用3％～5％苦味酸溶液。

②涂染红色,用0.5％中性红或品红溶液。

③涂染咖啡色,用2％硝酸银溶液。

④涂染黑色,用煤焦油的酒精溶液。

最常用的是3％～5％苦味酸溶液。用毛笔或棉棒蘸取此溶液,在动物的不同部位涂上苦味酸溶液表示不同号码。一般习惯涂染在左前腿上为1,左侧腰部为2,左后腿上为3,头部为4,背部正中为5,尾基部为6,右前腿为7,右侧腰部为8,右侧后腿上为9,不涂染鼠为10(图10-1A、B)。如果实验时动物的编号超过10,且在20～99之内,可采用在上述动物同一部位上,再涂染另一种涂染剂(如0.5％中性红或品红溶液)斑点,表示相应的十位数。例如,在左前腿标记红色和黄色斑点,这就表示为11;如果红色标记在左前腿上,而黄色标记在左腰部,这就是12,以此类推(图10-1C、D)。也可以用同一种颜色涂在两个部位来标记10以上的记号。如左前腿和左后腿都标记苦味酸溶液,表示13号,以此类推。

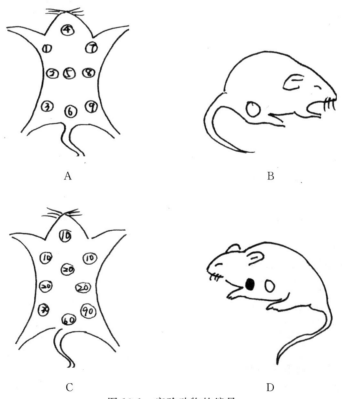

图 10-1　实验动物的编号

记录,做到实验者心中有数,以免时间长忘记。

4 实验动物的捉持和给药方法

正确地捉拿与固定动物是药理学实验的基本操作之一,也是实验顺利进行的保证。掌握正确的动物捉拿与固定方法,不仅可有效防止实验者被动物咬、抓伤,也可确保动物不被过分激惹,以保证其正常的生理活动不受明显干扰,从而不致明显地影响实验结果。

4.1 小鼠的捉持

捉拿小鼠时,先用右手将鼠尾抓住并提起,将小鼠放在鼠笼上或较为粗糙的台面上,在其向前爬行时,用右手向后拉尾,用左手的拇指和食指抓住小鼠的两耳及头颈部皮肤,将其置于手心中,拉直四肢并用左手的无名指压紧尾部,右手即可进行注射或其他操作(图10-2)。也可只用左手捉拿小鼠,方法是先用左手的拇指和食指抓住小鼠的尾部中段,然后用左手的无名指和小指夹住尾的根部,并轻压向背部,用左手的拇指和食指抓住小鼠的两耳及头颈部皮肤,将其置于手心中。此种方法熟练后,比两手捉拿小鼠方便快捷,也便于右手的操作。取尾血或进行尾静脉注射时,可将小鼠固定在金属、玻璃、塑料或木制的固定器上。

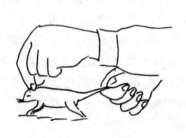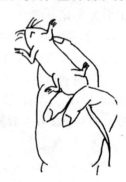

图 10-2 小鼠的捉持

4.2 小鼠的给药方法

4.2.1 灌胃法 左手捉拿小鼠,右手持灌胃管(1～2ml注射器上连接玻璃或金属制的灌胃管),灌胃管长4～5cm,直径约1mm。操作时将灌胃管插入口腔,沿上腭壁轻轻插进食管,当插进2～3cm时,灌胃管的前端到达膈肌水平,此时可稍感有抵抗(图10-3)。一般在此位置推注药液即可。如此时动物呼吸无异常,可将药液注入;如遇阻力应抽出灌胃管重新插入;若误插入气管注药可引起动物立即死亡。推注药液后轻轻拉出灌胃管。一次灌注量为0.1～0.3ml/10g体重。操作时切忌粗暴,以防损伤食管及膈肌。

4.2.2 皮下注射法 注射部位可选颈背部皮下。操作时轻轻拉起背部皮肤,将注射针注入皮下,稍稍摆动针头,若容易摆动则表明针尖的位置确在皮下,此时注入药液。拔针时,轻捏针刺部位片刻,以防药液逸出。

4.2.3 肌肉注射法 小鼠固定如上述。将注射器的针头刺入小鼠臀部外侧肌肉,注入药液。注射量一般为每次每鼠0.2ml。

4.2.4 腹腔注射法 左手固定动物,使小鼠腹部朝上。右手持注射器,使针头与皮肤呈45°角方向在左或右侧下腹部刺入腹腔(图10-4)。针尖刺入腹腔时可有抵抗消失感,此时可轻轻推注药液。一次注射量为0.05～0.1ml/10g体重。

4.2.5　尾静脉注射法　将小鼠装入固定筒内或玻璃钟罩内,使其尾部外露。尾部用
75％酒精棉球擦拭,使其血管充血和表皮角质软化。以拇指和食指捏住尾根部的两侧,阻断
其静脉回流,使其尾静脉充盈明显。以无名指和小指夹住尾尖,用中指托起尾巴,使之固定。
用4号针头选其一侧尾静脉穿刺。如针头确在血管内,则推注药液无阻力,否则皮肤隆起发
白,阻力增大,此时可退回针头重新穿刺。注射完毕后,按压片刻止血。需反复静脉注射时,
宜从尾端开始,逐渐向尾根部移动。一次注射量为 0.05～0.1ml/10g 体重。

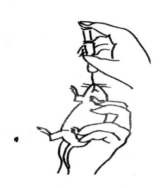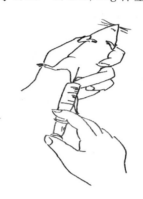

图 10-3　小鼠的灌胃法　　　　图 10-4　小鼠的腹腔注射法

4.3　大鼠的捉持

捉拿大鼠时,实验者应注意防护,如戴帆布手套进行操作。捉拿时先用右手将鼠尾抓住
并提起,放在较为粗糙的台面或鼠笼上,然后将鼠尾向后轻拉,用左手的拇指和食指抓紧两
耳和头颈部皮肤,其余三指紧捏背部皮肤,将整个动物固定于左手中(图 10-5A、B)。也可用
左手的拇指和中指分别放到大鼠的腋下,食指放于颈部,使大鼠伸开两前肢,握住动物,用右
手进行操作。

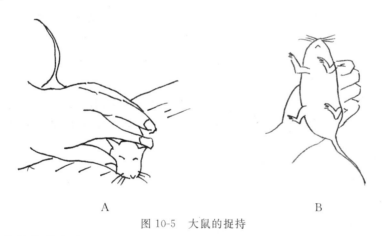

A　　　　　　　　　　　　　　B
图 10-5　大鼠的捉持

4.4　大鼠的给药方法

4.4.1　灌胃法　大鼠的灌胃法与小鼠相似。采用灌胃管(安装在 5ml 注射器上的金
属灌胃管)长 6～8cm,直径 1.2mm,尖端呈球状。一次给药量为 1～2ml/100g 体重。

4.4.2　腹腔注射法同小鼠。

4.4.3　皮下注射法　注射部位为背部或大腿外侧皮下。操作时,轻轻拉起注射部位皮

肤,将注射针刺入注射部位皮下。每次注射量为 1ml/100g 体重。

4.4.4 静脉注射法 麻醉大鼠可从舌下静脉给药。清醒大鼠可从尾静脉给药。将大鼠置于大鼠固定器内,而将鼠尾留在固定器外,以供实验操作。尾静脉注射时,用 75% 酒精棉球擦拭或用 40～50℃温水浸泡尾部,使尾静脉扩张充盈,易于穿刺。每次注射量为 0.3～0.5ml/100g 体重。

4.5 兔的捉持 用右手抓家兔颈部的被毛与皮肤,用左手托住其臀部和腹部使其体重大部分集中在左手上,然后按实验要求固定(图 10-6)。家兔的固定方式有腹卧式和仰卧式两种:做各种手术时,一般对麻醉后的动物进行仰卧式固定,即将动物的四肢用粗的棉线固定,头部则用兔头固定夹固定;做耳血管注射或取血时,可行腹卧式固定,即将家兔安放到特制的固定装置内。

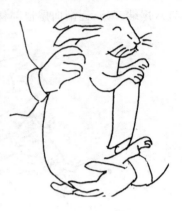

图 10-6 兔的捉持

4.6 兔的给药方法

4.6.1 灌胃法 可两人合作进行。一人坐好,将兔的躯体夹于两腿之间,左手抓住双耳,固定其头部,右手握住其两前肢。术者将开口器横放于兔口中,将兔舌压在开口器下面。此时助手用双手固定开口器。术者将导尿管经开口器中央小孔慢慢沿上腭壁插入食管 15～18cm(图 10-7)。为避免误入气管,将导尿管的外口放入一杯水中,确认无气泡或管中液面不随呼吸而上下波动,则可用注射器将药液灌入,并以少量清水冲洗灌胃管。若动物挣扎剧烈,应拔出重新插入。灌胃完毕后,先拔出导尿管,再拿出开口器。如用兔固定箱,可一人操作。

4.6.2 腹腔注射法 参照小鼠腹腔注射法。

4.6.3 静脉注射法 静脉注射一般采用耳缘静脉(兔耳外缘的血管为静脉,中央血管为动脉)。将家兔放入固定盒内,拔去耳外缘部位的兔毛,用酒精棉球涂擦静脉部位皮肤,使静脉充盈。以左手拇指和中指捏住兔耳尖,食指放在注射部位下将兔耳垫起,右手持注射器,尽量从血管远端刺入血管(不一定有回血)。注射时针头先刺入皮下,沿皮下向前推进少许,然后刺入血管(图 10-8)。针头刺入血管后再稍向前推进,轻轻推动针栓,若无阻力和局部皮肤发白隆起现象,即可注药;若推药有阻力或发现皮肤发白隆起,表示针头在血管外,这时应将针头稍退回,再重新穿刺血管。注射完毕后,用棉球压住针眼,拔去针头。

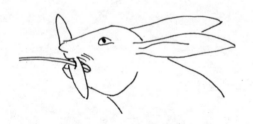

图 10-7 兔的灌胃法

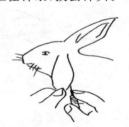

图 10-8 兔的静脉注射法

4.7 豚鼠的捉持

先用左手掌迅速扣住其背部,抓住其肩胛上方,将手张开,用手指握住颈部或握住身体

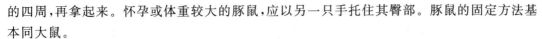

的四周,再拿起来。怀孕或体重较大的豚鼠,应以另一只手托住其臀部。豚鼠的固定方法基本同大鼠。

4.8　豚鼠的给药方法

4.8.1　灌胃法　可参照小鼠和大鼠灌胃法进行。

4.8.2　皮下注射法　注射可选用大腿内侧、背部、肩部等皮下脂肪少的部位。通常在大腿内侧注射。操作时,助手把豚鼠固定在台上,术者将注射侧的后肢握住,将注射器针头与皮肤呈45°角方向刺入皮下。确定针头在皮下后,注入药液。注射完毕以指压刺入部位片刻,以防药液漏出。

4.8.3　腹腔注射法　同小鼠。

4.8.4　静脉注射法　注射部位可选用前肢皮下头静脉、后肢小隐静脉、耳廓静脉。一般前肢皮下头静脉较易穿刺成功;后肢小隐静脉上部明显可见,故也较容易穿刺成功;也可在颈前部将皮肤切一小口,暴露颈前静脉,然后直接穿刺血管。注射量小于等于2ml。

4.9　猫的捉持

捉猫时应戴手套,以防止被其抓伤。先将猫关入特制玻璃容器中,投入乙醚棉团快速麻醉,取出后趁其未醒立即固定。

4.10　猫给药方法

4.10.1　灌胃法　猫轻度麻醉,把导尿管从鼻腔或口腔插入食管内给药。

4.10.2　皮下注射法　注射于臀部皮下,注射针刺入皮肤与肌肉之间给药。

4.10.3　腹腔注射法　参照小鼠腹腔注射法;但注意在腹白线两侧注射,离腹白线1cm处进针。

4.10.4　静脉注射法　猫装于固定带或笼内,取出前肢,紧握肘关节上部,用乳胶管扎紧,使皮下静脉充血,局部去毛消毒,右手持注射器从肢体末端朝向心端穿刺,证实针头在静脉内之后放松肘关节或松开乳胶管,可缓慢注射药液。

4.11　犬的捉持

犬的性格凶猛,会咬人,捆绑固定至少由2～3人进行。实验者先抚摩,逐步接近,勿使其惊恐或将其激怒。用粗棉绳兜住狗的下颌,并在上颌打结(勿太紧)。操作时,注意犬的动向,以防被犬咬伤,最后在犬耳根后颈项上打一个活结。如犬不合作,则先用一根特制长柄狗头夹,从后面夹住犬颈,限制犬头部活动,再按上述方法捆住犬嘴。然后将犬侧卧,一人固定其肢体,由另一人注射麻醉药。

4.12　犬的给药方法

4.12.1　灌胃法　将木质开口器横放于犬上下门齿间固定,经开口器之小孔插入导尿管向前推入食管。将导尿管外端置于水中,如无气泡逸出即可将药液注入,再注入少量清水冲洗残留药液。也可将药物装入胶囊,直接放入犬口中,并给少量清水,使其自然吞咽。

4.12.2　静脉注射法　对未经麻醉的犬,可选用前肢皮下头静脉或后肢小隐静脉注射(图10-9A、B)。操作时,先将注射部位毛剪去。在静脉血管的近心端,用乳胶管扎紧肢体,使血管充盈,注射器针头向静脉血管的近心端方向穿刺。回抽注射器针栓,如有回血,则证明针尖在血管内,即可推注药液。

对已麻醉的犬,可剖开腹股沟部,从股静脉直接插管给药。

4.13 注意事项

①捉拿动物时既要大胆果断,也要小心谨慎,动作应尽量轻柔,切忌粗暴。

②捉拿大鼠,尤其是已经受到激惹的大鼠时,一定要注意防护,以免被其咬伤。若不慎被动物咬伤或抓伤应对伤口进行妥善处理。

③捉拿动物时一定要按规范进行,否则容易对动物造成损伤。例如,对于家兔采用抓双耳或抓取腹部的方法是错误的。

④不可玩耍动物或使动物逃跑。

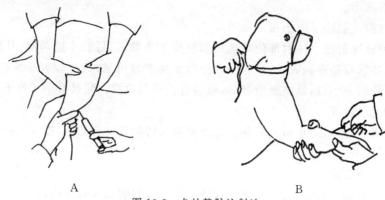

A   B

图 10-9　犬的静脉注射法

5　实验动物被毛的去除方法

动物的被毛有时能影响实验操作和观察结果,因此常需去除或剪短动物的被毛。除毛的方法有剪毛、拔毛和脱毛三种。

5.1　剪毛

一些对无菌条件要求不十分严格的手术前以及给犬等大动物静脉注射之前等许多情况,都需要用弯剪刀剪去切口部位的被毛。剪毛时要把剪刀贴近皮肤,不能用手提起被毛,以免剪破皮肤。

5.2　拔毛

给兔耳缘静脉注射或取血时,应将局部被毛拔除,以便于操作。另外,拔除被毛时会刺激耳缘静脉而使其更加充盈。

训练任务二　动物的捉拿和不同给药途径对药物作用的影响

学习目标

知识目标

● 掌握捉拿动物的方法。

● 观察不同给药途径对等剂量尼可刹米作用的影响。

【知识要求】

药物应用后在体内产生的作用常常受到多种因素的影响,例如药物的剂量、制剂、给药途径、联合应用、病人的生理因素、病理状态等都可影响到药物的作用,不仅影响药物作用的强度,有时还可改变药物作用的性质。通过本任务训练验证不同给药途径有不同的药物作用。

中枢兴奋药尼可刹米对动物的作用:中枢兴奋药作用于小鼠,一般表现为小鼠兴奋性提高、活动增加、竖尾跳跃等;中毒时表现为肌颤、惊厥甚至死亡。

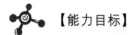

【能力目标】

1. 能熟悉操作小鼠捉持和三种给药途径给药的操作。
2. 能观察三种给药途径出现的药效反应以及区别。

【能力要求】

1. 工作准备

准备动物:雄性小鼠 3 只,体重 18～22g。

准备药品:20g/L 尼可刹米溶液,生理盐水。

准备器材:鼠笼、天平、注射器、针头、小鼠灌胃器。

2. 工作程序

程序 1　动物捉拿　练习小鼠的捉拿。

程序 2　动物编号　取性别相同、体重相似的小鼠 3 只,称重,用苦味酸编号(按规定列为 1、2、3 号)。

程序 3　给药计算　对已编号(1、2、3 号)的小鼠按照剂量 4mg/10g(按 0.2ml/10g 给药)计算每只小鼠给药量。

程序 4　动物给药　每只小鼠给尼可刹米的相应药量。1 号小鼠灌胃,2 号小鼠皮下注射,3 号小鼠腹腔注射。

程序 5　观察并记录　密切观察 3 只小鼠给药前后出现的反应严重程度和发生快慢。观察并记录给药时间、动物反应及潜伏期(从给药到首次出现惊厥的时间间隔)。

程序 6　分析结果　对观察记录的的结果进行综合分析,是否能验证药物给药途径不同药效不同,分析实验是否有操作问题、是否系统误差等。

程序 7　撰写实验报告　要求、任务、目标和观察记录及结果分析等。

程序 8　任务完成,清理现场　将未死亡的动物处死,并装入动物死体回收专用袋;清理实验台面,使台面清洁,实验器材恢复原位。

比较相同剂量药物,3 种给药途径对药物反应程度以及出现反应的时间差异。将实验结果填入表 10-1。

表 10-1　不同给药途径对尼可刹米作用的影响

鼠号	尼可刹米剂量	给药途径	作用潜伏期	动物反应
1	4mg/10g	灌胃		
2	4mg/10g	皮下注射		
3	4mg/10g	腹腔注射		

【思考题】

1. 不同给药途径对药物作用产生哪些影响？原因如何？
2. 简述灌胃、皮下注射、腹腔注射起效快慢顺序。

训练任务三　不同剂量对药物作用的影响

主要能够验证剂量对药物作用的影响,使提示临床用药时对剂量严格把控,不能随意更改和停止用药。

学习目标

知识目标
● 掌握药物剂量对药物作用的影响。
● 了解药物剂量的设计是怎么进行的。

 【知识要求】

咖啡因的作用特点:咖啡因为中枢兴奋药,小剂量兴奋大脑皮层,中等剂量主要是兴奋延髓呼吸中枢,中毒剂量则兴奋心血管,引起肌颤、惊厥甚至死亡。特别是对婴儿老人易致惊厥。本任务通过大、中、小三种剂量来观察与验证咖啡因的作用与剂量的关系。

 【能力目标】

1. 能按照三种剂量熟练地对小鼠进行腹腔给药。
2. 能观察三种剂量药物出现的药效反应并准确记录。
3. 能比较区别作用的差异性。

 【能力要求】

1. 工作准备
准备动物:雄性小鼠3只,体重18～22g。
准备药品:2g/L、20g/L、40g/L的咖啡因溶液。
准备器材:鼠笼、天平、注射器、针头。

2. 工作程序
程序1　动物编号　取性别相同、体重相似的小鼠3只,称重,用苦味酸编号。
程序2　给药计算　对已编号(1、2、3号)的小鼠分别以剂量0.2mg/10g、2mg/10g、40mg/10g(均按0.1ml/10g)给药。
程序3　动物给药　分别给1～3号小鼠进行腹腔注射咖啡因溶液,注意注射的技术要领,药物必须注射到腹腔,给药量要准确;注射完毕放回鼠笼。
程序4　观察并记录　给药后密切观察小鼠的活动和反应症状,并记录出现症状的所用时间于表10-2。

程序 5　分析结果　对 1～3 号小鼠反应情况进行比较,分析出现活动差异的原因或原理。

程序 6　撰写实验报告　根据实验情况具体撰写实验过程和实验结果,并得出相关结论,同时进行必要的讨论。

程序 7　完成任务,清理现场　将动物处死,并装入动物尸体回收专用袋;清理实验台面,使台面清洁,实验器材恢复原位。

表 10-2　不同给药剂量对咖啡因作用的影响

鼠号	咖啡因剂量	给药途经	作用潜伏期	动物反应
1	0.2mg/10g	腹腔注射		
2	2mg/10g	腹腔注射		
3	40mg/10g	腹腔注射		

【思考题】

1. 以咖啡因为例说明药物剂量对药物作用的影响。
2. 简述临床用药应注意的问题。

训练任务四　传出神经系统药物对家兔瞳孔的作用

通过眼用制剂能验证传出神经系统药物对瞳孔的影响。本任务是一个验证性实验。

学习目标

知识目标

● 熟悉传出神经系统药物对缩瞳和扩瞳的作用。
● 了解传出神经系统药物作用机制。
● 了解传出神经系统药物的主要用途。

　【知识要求】

1　传出神经系统药物对瞳孔的作用机制

瞳孔的大小取决于虹膜上的括约肌的张力,受胆碱能神经支配,凡能影响胆碱能神经或所支配受体功能的药物,均能调节瞳孔的大小。毛果芸香碱激动 M 胆碱受体,使瞳孔括约肌收缩,具有缩瞳作用;阿托品能阻断 M 受体,使瞳孔括约肌松弛,具有扩瞳作用。

2　传出神经系统常见药物

作用于传出神经系统的药物主要影响作用于传出神经系统的递质和受体的功能,即通过影响递质的合成、贮存、释放、代谢等环节或直接与受体结合产生生物效应。传出神经系统的主要递质有乙酰胆碱(acetylcholine,Ach)和去甲肾上腺素(noradrenaline,NA)。传出神经系统受体包括胆碱能受体 M 和 N(N_1 和 N_2)和肾上腺素能受体 α(α_1 和 α_2)和 β(β_1 和 β_2)。

传出神经系统药物可直接与胆碱受体或肾上腺素受体结合,可产生两种完全不同的结果:如结合后所产生效应与神经末梢释放的递质效应相似,称为激动药(agonist);如结合后不产生或较少产生似递质的作用,并可妨碍递质与受体结合,产生与递质相反的作用,就称为阻断药(blocker),对激动药而言,则称为拮抗药(antagonist)。根据激动或阻断的受体,可将传出神经系统药物做以下分类:

2.1 胆碱受体激动药

(1)选择性 M 受体激动药:毛果芸香碱(pilocarpine),青光眼首选。

(2)选择性 N 受体激动药:烟碱(尼古丁)。

2.2 胆碱受体阻断药

(1)M 受体阻断药:阿托品(atropine),解除平滑肌痉挛,尤其是胃肠道。抑制腺体分泌,用于麻醉前给药,严重盗汗、流涎症。验光配镜、缓慢性心律失常、感染性休克、有机磷中毒的对症治疗。(5~10mg 中毒,过量致死,青光眼、前列腺肥大禁用。)

其他:山莨菪碱(不通过血脑屏障,类阿托品)、东莨菪碱(结构含氧桥,通过血脑屏障有镇静作用,防晕动,类阿托品)

合成解痉药(胃肠道痉挛绞痛):曲美布丁、丙胺太林、贝那替秦(benactyzine,胃复康,通过血脑屏障,有安定作用)。

(2)选择性 M_1 受体阻断剂:哌仑西平、替仑西平(消化性溃疡)。

(3)N 受体阻断药:①除极型肌松药:琥珀胆碱(与 N_2 受体结合,使对 Ach 反应无效,新斯的明解救无效);②非除极型肌松药:筒箭毒碱(与 Ach 的竞争作用机制,新斯的明解救有效)。

2.3 胆碱酯酶抑制药和复活药

(1)易逆性抗胆碱酯酶药

新斯的明(neostigmine):主要用于重症肌无力、术后腹胀气和尿潴留、阵发性室上心动过速、非除极型肌松药解救。

(2)难逆性抗胆碱酯酶药

有机磷酸酯类(敌敌畏、敌百虫)。

解救药品:阿托品(对症治疗),碘解磷定(派姆 PAM),氯磷定(PAM-CL)。

2.4 肾上腺素受体激动药

(1)α、β 受体激动药:

肾上腺素:心脏骤停(三联针:去甲肾上腺素+肾上腺素+异丙肾上腺素)、过敏性休克首选,可用于支气管哮喘,与局麻药配伍延缓吸收。

麻黄碱:易通过血脑屏障,中枢兴奋明显,用于轻度支气管哮喘、鼻黏膜充血及鼻塞等等,感冒复方药可见。

多巴胺(DA):难通过血脑屏障,口服无效,用于抗休克及急性肾衰竭(与利尿药合用)。

(2)α 受体激动药:

去甲肾上腺素(NA):主张与酚妥拉明合用,阻断其 α 受体而收缩血管作用,保留 β 激动心脏效应。

去氧肾上腺素:选择性 $α_1$ 激动药。

(3)β 受体激动药:

异丙肾上腺素:用于支气管哮喘急性发作、感染性休克、房室传导阻滞。

多巴酚丁胺:选择性 β_1 激动药,可用作心力衰竭治疗。

沙丁胺醇:选择性 β_2 激动药,用于支气管哮喘。

2.5　肾上腺素阻断药

(1)α_1、α_2 阻断药:

酚妥拉明(phentolamine):外周血管痉挛性疾病,静脉 NA 滴注外漏,抗休克(扩张血管,降低外周阻力,改善微循环),急性心肌梗死和充血性心力衰竭(CHF),嗜铬细胞瘤诊断(表现为高血压,酚妥拉明可降低血压),男性性功能障碍。

(2)α_1 受体阻断药:哌唑嗪,用于治疗高血压。

(3)β 受体阻断药:用于治疗心绞痛、高血压、充血性心力衰竭、快速性心律失常、甲状腺功能亢进症。

①无内在活性的 β_1、β_2 阻断药:普萘洛尔。

②有内在活性的 β_1、β_2 阻断药:吲哚洛尔。

③无内在活性的 β_1 阻断药:美托洛尔。

④有内在活性的 β_2 阻断药:醋丁洛尔。

⑤α、β 同时阻断:拉贝洛尔。

【能力目标】

1. 能正确捉拿兔子。

2. 能熟练操作眼部给药方法和准确测量家兔的瞳孔。

【能力要求】

1. 工作准备

准备动物:家兔 1 只(2.5~3.5kg)。

准备药品:毛果芸香碱滴眼液、托吡卡胺滴眼液。

准备器材:婴儿秤、剪刀、测瞳尺、兔固定箱。

2. 工作程序

程序 1　兔子捉拿　要求正确捉拿兔子,一手抓颈背部位的皮肤,一手托住兔子臀部。不能抓兔子耳朵,不能抓兔子四肢。

程序 2　兔子称重　将兔子称重并记录。

程序 3　兔子固定　将家兔固定于兔箱。

程序 4　测定瞳孔　在家兔正常时的瞳孔大小,注意将兔置于固定光源之下,测定兔子左右瞳孔大小(直径,mm)。

程序 5　兔子给药　将家兔眼睑拉成环状,并用手指按住鼻泪管,滴入药液。左眼:滴入毛果芸香碱滴眼液 2 滴,右眼:滴入托吡卡胺滴眼液 2 滴,并合上眼睑保持 1min 左右时间让药液充分作用后,放开眼睑。

程序 6　再测瞳孔　给药后 15min 再测量两侧瞳孔大小,在同样强度光线下测定左右瞳孔的大小并记录于表 10-3 中。

程序 7　再给药　如果滴入毛果芸香碱滴眼液的左瞳孔已缩小,于此眼的结膜囊内再滴入托吡卡胺滴眼液 2 滴,右眼不再给药,观察瞳孔大小。

程序 8　三测瞳孔　根据以上方法应在同样强度光线下测定左眼瞳孔直径大小并记录于表 10-3 中。

程序 9　分析结果　实验结果与理论进行比较,是否吻合,并分析原因。

程序 10　完成任务,清理现场　将动物处死,并装入动物尸体回收专用袋;清理实验台面,使台面清洁,实验器材恢复原位。

记录实验结果并分析各种药物的作用,得出结论。

表 10-3　家兔给药前后瞳孔大小记录表

序号	眼	药物	瞳孔直径	
			给药前	给药后
1	左眼	毛果芸香碱		
2	右眼	托吡卡胺		
3	左眼	15min 后托吡卡胺		

【知识链接】

瞳孔的大小除取决于虹膜上的括约肌的张力外,还取决于瞳孔上的开大肌的张力,后者受肾上腺素能神经支配。能影响肾上腺素能神经或所支配受体功能的药物,也能调节瞳孔的大小。去氧肾上腺素(新福林)能激动 α 受体,使虹膜上的开大肌收缩,具有扩瞳作用。噻吗洛尔能阻断 β 受体,具体缩瞳作用。

【思考题】

滴入毛果芸香碱及托吡卡胺后,瞳孔为何有不同的变化? 如果将毛果芸香碱改用毒扁豆碱,结果会如何? 为什么?

训练任务五　有机磷酸酯类药物的中毒及解救

学习目标

知识目标

● 了解有机磷酸酯类药物中毒时的症状及其产生机理；观察阿托品、解磷定对有机磷酸酯类药物中毒的解救表现,并分析解救药物的作用及其机制。

【知识要求】

有机磷酸酯类药物是难逆性胆碱酯酶抑制剂,与胆碱酯酶牢固结合,使体内的乙酰胆碱堆积而中毒。M 受体阻断剂阿托品和胆碱酯酶复活剂解磷定可通过不同机制解除有机磷酸酯类药物中毒。

【能力目标】

1. 能按照要求给药,观察有机磷酸酯类药物中毒症状。

2. 能及时给药,解救有机磷酸酯类药物中毒的家兔。

3. 能分析阿托品、解磷定对有机磷酸酯类药物中毒解救的原理。

【能力要求】

1. 工作准备

对象:家兔2只。

药品:5%敌百虫乳剂、0.1%硫酸阿托品溶液、2.5%解磷定溶液、75%酒精。

器材:注射器(5ml、10ml)、针头(6号)、测瞳尺、棉球、磅秤、兔固定箱。

2. 工作程序

程序1　称重并编号　取家兔2只,称重并编号。

程序2　观察给药前家兔的情况　分别观察给药前家兔的呼吸频率与幅度、唾液分泌、大小便次数、肌张力及震颤、瞳孔直径并记录。

程序3　给药(致中毒)　将两兔分别固定在兔固定箱内,拔去耳廓外缘的毛,选择一条比较明显的耳缘静脉,用酒精棉球涂擦皮肤,使血管显露。用左手拇指和中指捏住兔的耳尖部,食指垫在兔耳注射处的下面,右手持注射器,从近耳尖处将针头插入血管。如见针头确在血管内,将敌百虫乳剂按100mg/kg(5%乳剂,2.0ml/kg)分别推入两兔体内。密切注意给药后家兔各项生理指标的变化,记录于表10-4中。

程序4　中毒解救　待中毒症状明显后,甲兔由耳缘静脉注射阿托品2mg/kg(0.1%溶液,2ml/kg);乙兔先由耳缘静脉注射阿托品2mg/kg(0.1%溶液,2ml/kg),继而注射解磷定45mg/kg(2.5%溶液,1.8ml/kg)。观察比较甲、乙兔被解救后各项指标有何变化。

程序5　分析结果　实验结果进行比较,是否吻合,并分析原因。

程序6　撰写实验报告　根据实验情况撰写报告,要求有实验目的、实验材料、实验过程和实验结果,并得出相关结论,同时进行必要的讨论。

程序7　完成任务,清理现场　将动物处死,并装入动物尸体回收专用袋;清理实验台面,使台面清洁,实验器材恢复原位。

表 10-4　有机磷酸酯类药物中毒与解救

兔号	药　物	现　象				
		呼吸	瞳孔大小	唾液分泌	大小便情况	肌张力及肌震颤
甲	用敌百虫前					
	用敌百虫后					
	用硫酸阿托品后					
乙	用敌百虫前					
	用敌百虫后					
	用硫酸阿托品＋解磷定					

【注意事项】

1. 注入敌百虫前,应将阿托品溶液预先抽入注射器内备用,并找好注射阿托品的耳缘。

2. 阿托品要快速注入,以缓解危急的中毒症状;注射解磷定要慢。

3. 在出现中度中毒时开始解救。

4. 当不慎接触到敌百虫溶液时,应立即用大量自来水冲洗。

【思考题】

1. 观察有机磷酸酯类药物中毒的临床表现,为什么会出现这些症状?

2. 阿托品与解磷定为什么能解救有机磷酸酯类药物中毒?

3. 为什么解救时先注射阿托品?阿托品和解磷定为何要联用?

训练任务六　镇静催眠药实验

一、药物的镇静催眠作用

学习目标

知识目标

● 验证镇静催眠药物的镇静催眠作用。

 【知识要求】

巴比妥类和苯二氮草类药物都具有镇静、催眠、抗癫痫、抗惊厥等作用,本实验主要观察镇静催眠作用。

 【能力目标】

1. 能准确按照要求给药。

2. 能观察镇静催眠药作用的动物反应。

 【能力要求】

1. 工作准备

对象:雄性小鼠(20～24g)。

药品:0.5%地西泮溶液、0.5%苯巴比妥钠溶液、生理盐水。

器材:天平、鼠盒、注射器、手套。

2. 工作程序

程序1　称重、分组　取小鼠32只,分别称重,按体重随机分为4组,每组8只。

程序2　给药　分别按以下剂量给药:

地西泮组:腹腔注射地西泮(0.1ml/10g)。

苯巴比妥钠组:腹腔注射苯巴比妥钠(0.1ml/10g)。

生理盐水组:等量生理盐水。

程序3　观察药物的作用并记录　以小鼠的反射是否消失为依据,观察药物的镇静催眠作用,并记录于表10-5中。

程序 4 分析结果 对三组小鼠反应情况进行比较,分析出现活动差异的原因或原理。

程序 5 撰写实验报告 根据实验情况撰写报告,要求有实验目的、实验材料、实验过程和实验结果,并得出相关结论,同时进行必要的讨论。

程序 6 完成任务,清理现场 将动物处死,并装入动物尸体回收专用袋;清理实验台面,使台面清洁,实验器材恢复原位。

表 10-5 药物的镇静催眠药作用记录表

组别	药物及剂量	反应情况
1	地西泮 0.1ml/10g	
2	苯巴比妥钠 0.1ml/10g	
3	生理盐水 0.1ml/10g	
4	空白对照,不给药	

【思考题】

1. 与巴比妥类相比,苯二氮䓬类药物在镇静催眠作用方面有哪些优点?
2. 镇静催眠类药的药理作用和剂量有什么关系?

二、药物的抗惊厥作用

学习目标

知识目标

● 验证镇静催眠药物的抗惊厥作用。

【知识要求】

尼可刹米属于中枢兴奋药,过量可兴奋大脑和脊髓,引起惊厥。根据用药后能否抑制惊厥的发作,可筛选具有抗惊厥作用的药物。

地西泮、苯巴比妥钠具有抗惊厥作用。本实验主要验证地西泮、苯巴比妥钠对小鼠的抗惊厥作用。

【能力目标】

1. 能准确按照要求给药。
2. 能观察地西泮和苯巴比妥钠抗惊厥作用的动物反应。

【能力要求】

1. 工作准备

对象:雄性小鼠(20~24g)。

药品:0.5%地西泮溶液、0.5%苯巴比妥钠溶液、2.5%尼可刹米溶液、生理盐水。

器材:天平、鼠盒、注射器、手套。

2. 工作程序

程序1 称重、分组 取小鼠32只,分别称重,按体重随机分为4组,每组8只。

程序2 给药 分别腹腔注射地西泮(0.1mg/10g)、苯巴比妥钠(0.1mg/10g)、等量生理盐水,空白对照组不做任何处理。给药30min后,除空白对照组外,其他3组分别腹腔注射尼可刹米(0.3ml/10g)。具体如下:

地西泮组:腹腔注射地西泮(0.1ml/10g),30min后,尼可刹米(0.3ml/10g)。

苯巴比妥钠组:腹腔注射苯巴比妥钠(0.1ml/10g),30min后,尼可刹米(0.3ml/10g)。

生理盐水组:等量生理盐水,30min后,尼可刹米(0.3mg/10g)。

空白对照组:不给药,即不做任何处理。

程序3 观察药物的作用并记录 观察各组小鼠的反应情况,是否发生惊厥,并记录于表10-6中。

程序4 分析结果 对3组小鼠反应情况进行比较,分析出现活动差异的原因或原理。

程序5 撰写实验报告 根据实验情况撰写报告,要求有实验目的、实验材料、实验过程和实验结果,并得出相关结论,同时进行必要的讨论。

程序6 完成任务,清理现场 将动物处死,并装入动物尸体回收专用袋;清理实验台面,使台面清洁,实验器材恢复原位。

表 10-6 药物的抗惊厥作用记录表

组别	药物及剂量	反应情况
1	地西泮 0.1ml/10g	
2	苯巴比妥钠 0.1ml/10g	
3	生理盐水 0.1ml/10g	
4	空白,不给药	

【思考题】

1. 地西泮为什么能解救尼可刹米所致的惊厥?

2. 比较地西泮与苯巴比妥钠的惊厥作用。

训练任务七 普鲁卡因的传导麻醉作用

学习目标

知识目标

● 验证普鲁卡因局麻药对神经冲动传导的抑制作用。

【知识要求】

普鲁卡因具有麻醉作用,可抑制神经冲动的传导。坐骨神经被麻醉后的牛蛙对盐酸刺激反应会迟钝,甚至无反应。

【能力目标】

1. 能按照要求制作脊髓蛙模型。
2. 能按照要求给药,观察局麻药对神经冲动传导的抑制作用的反应。
3. 能分析普鲁卡因传导麻醉作用的机理。

【能力要求】

1. 工作准备

对象:牛蛙(较大的)1只。

药品:1%盐酸普鲁卡因溶液、0.5%盐酸溶液。

器材:脊髓破坏针、蛙板、蛙腿夹、手术剪、小镊子、铁支架、铁夹、小烧杯、秒表、玻璃分针、丝线、脱脂棉、蜡纸。

2. 工作程序

程序 1 制作脊髓蛙 取牛蛙 1 只,用脊髓针破坏大脑(或用剪刀减去前额)。

程序 2 固定 用铁夹夹住下颌,将其悬吊在铁支架上。

程序 3 分离坐骨神经 剪开左侧股部皮肤,在股三头肌与半膜肌之间,用玻璃针小心剥离坐骨神经干,在神经下穿一线,轻轻提起神经干并在其下垫一小片蜡纸,将神经干与周围肌肉隔开。

程序 4 观察给药前反应 当腿不动时,将两后趾蹼分别浸入 0.5% 盐酸溶液中,观察缩腿反射并记录其时间,出现反应后立即将趾蹼浸入清水中洗去盐酸溶液并擦干。如上重复 3 次,记录给药前缩腿反射时间于表 10-7 中。

程序 5 观察给药后反应 用在 1% 盐酸普鲁卡因溶液中浸过的滤纸条包绕左侧坐骨神经纤维。2～5min 后,再用与前相同的方法测定并记录两后肢缩腿反射时间各 3 次。对用药前后及左右两肢缩腿反射时间加以比较验证药物的麻醉作用。

程序 6 分析结果 实验结果与理论进行比较,是否吻合,并分析原因。

程序 7 撰写实验报告 根据实验情况撰写报告,要求有实验目的、实验材料、实验过程和实验结果,并得出相关结论,同时进行必要的讨论。

程序 8 完成任务,清理现场 将动物处死,并装入动物尸体回收专用袋;清理实验台面,使台面清洁,实验器材恢复原位。

表 10-7 普鲁卡因对牛蛙坐骨神经的作用记录表

后肢	用药前缩腿反射时间(s)				用药后缩腿反射时间(s)			
	1	2	3	平均	1	2	3	平均
左								
右								

【思考题】

1. 普鲁卡因对坐骨神经的作用有哪些?
2. 简述局部麻醉药物的主要作用。

训练任务八 药物的相互作用(镁过量中毒的解救)

学习目标

知识目标

● 验证硫酸镁过量中毒时的症状及钙盐的解毒效应。

【知识要求】

硫酸镁能缓解子痫惊厥,但注射过量可致肌肉瘫痪、呼吸抑制和心跳骤停。缓慢静注氯化钙或葡萄糖酸钙,能拮抗 Mg^{2+} 的作用,促进 Ach 的释放,从而恢复肌肉收缩功能。

【能力目标】

1. 能按照要求给药,观察镁过量中毒时的症状表现。
2. 能及时给药,迅速解救镁过量中毒的家兔。
3. 能分析硫酸镁过量中毒的解救原理。

【能力要求】

1. 工作准备

对象:家兔1只。

药品:10%硫酸镁溶液、5%氯化钙溶液。

器材:注射器(5ml,10ml)、针头(6号)、棉球、磅秤、兔固定箱。

2. 工作程序

程序1 称重

程序2 观察给药前家兔的情况 观察给药前家兔的呼吸、肌张力等情况,并记录于表10-8中。

程序3 给药(致中毒) 拔去耳廓外缘的毛,选择一条比较明显的耳缘静脉,用酒精棉球涂擦皮肤,使血管显露。用左手拇指和中指捏住兔的耳尖部,食指垫在兔耳注射处的下面,右手持注射器,从近耳尖处将针头插入血管。如见针头确在血管内,将硫酸镁按 2ml/kg 剂量推入兔体内。密切注意后家兔各项生理指标的变化,记录于表10-8中。

程序4 中毒解救 待中毒症状明显,即家兔出现行动困难、低头卧倒,立即由耳缘静脉注射氯化钙溶液 50mg/kg(按 2ml/kg)4~8ml,直至四肢立起为止。抢救后可能再次麻痹,应再给予氯化钙。

程序 5　分析结果　实验结果与理论进行比较,是否吻合,并分析原因。

程序 6　撰写实验报告　根据实验情况撰写报告,要求有实验目的、实验材料、实验过程和实验结果,并得出相关结论,同时进行必要的讨论。

程序 7　完成任务,清理现场　将动物处死,并装入动物尸体回收专用袋;清理实验台面,使台面清洁,实验器材恢复原位。

表 10-8　有机磷酸酯类中毒与解救记录表

序号	动物	药物	现　　象		
			四肢肌张力	呼吸情况	其他
1		给药前			
2	家兔	给硫酸镁后			
3		给氯化钙后			

【注意事项】

1. 硫酸镁注射速度需缓慢,静注前抽好氯化钙溶液,以便及时救治。
2. 氯化钙要快速注入,以缓解危急的中毒症状。

【思考题】

1. 简述硫酸镁中毒的临床表现,为什么会出现这些症状?
2. 氯化钙为什么能解救硫酸镁中毒?

训练任务九　氢化可的松的抗炎作用

学习目标

知识目标

● 验证糖皮质激素(氢化可的松的)抗炎作用。

【知识要求】

二甲苯为无色澄清液体,涂抹于小鼠耳廓两面后,由于刺激作用,可引起鼠耳局部毛细血管充血,通透性增加,渗出增多,发生水肿。二甲苯的致炎作用又快又强,模型复制成功率高,适用于抗炎药常规筛选。氢化可的松具有良好的抗炎作用,可对抗二甲苯引起的耳肿胀。

【能力目标】

1. 能制作炎症模型。
2. 能验证氢化可的松的抗炎作用。

【能力要求】

1. 工作准备

对象：雄性小鼠（20～24g）。

药品：二甲苯、0.5％氢化可的松注射液、生理盐水、苦味酸。

器材：天平、鼠盒、注射器（1ml）、手套、软尺、手术剪。

2. 工作程序

程序 1 动物编号 取雄性、体重相似的小鼠 2 只，称重，用苦味酸编号。

程序 2 动物给药 一只小鼠腹腔注射 0.5％氢化可的松 0.1ml/10g，另一只小鼠作对照，腹腔注射等体积生理盐水，记录给药时间。

程序 3 制作炎症模型 30min 后，用二甲苯 0.05ml 涂抹于两鼠左耳前后两面致炎，记录时间，右耳作为对照，不做任何处理。

程序 4 观察 观察 2 只小鼠左耳肿胀情况，并做对比。

程序 5 剪下耳片称重并记录 30min 后，将小鼠拉颈处死。沿耳廓基线剪下两耳，用打孔器于同一部位分别各打下一个耳片并称重，每鼠的左耳片重量减去右耳片重量即为肿胀程度。肿胀度＝左耳片重量－右耳片重量，并记录于表 10-9 中。

程序 6 分析结果 对比给药鼠和对照鼠肿胀度差异，分析出现差异的原因或原理。

程序 7 撰写实验报告 根据实验情况撰写报告，要求有实验目的、实验材料、实验过程和实验结果，并得出相关结论，同时进行必要的讨论。

程序 8 完成任务，清理现场 将动物处死，并装入动物尸体回收专用袋；清理实验台面，使台面清洁，实验器材恢复原位。

表 10-9 氢化可的松的抗炎作用记录表

鼠号	体重(g)	鼠耳重量(g)		肿胀程度(g)
		左	右	
1				
2				

【注意事项】

1. 对照组和给药组涂抹致炎剂的量和被涂抹的面积应一致。

2. 涂致炎剂的部位应与取下的耳片相吻合，且对照组和给药组取下的部位应一致。

3. 打孔器应锋利，取下的耳片面积应相同。

【思考题】

1. 糖皮质激素有哪些药理作用和临床应用？

2. 糖皮质激素有哪些不良反应？

训练任务十　胰岛素的降血糖作用

学习目标

知识目标
● 验证胰岛素对小鼠血糖的影响。

【知识要求】

胰岛素具有降血糖作用,调节脂肪和蛋白质代谢。

【能力目标】

1. 能按照要求给药。
2. 能用葡萄糖处理胰岛素引起的小鼠低血糖反应。

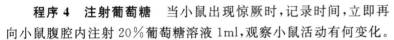【能力要求】

1. 工作准备
对象:雄性小鼠(20～24g)。
药品:胰岛素(40U/ml)、20％葡萄糖溶液。
器材:注射器(1ml)、手套。

2. 工作程序
程序 1　观察　将小鼠放在实验台上,观察其正常活动情况。
程序 2　腹腔注射胰岛素　左手固定动物,使小鼠腹部朝上。
右手持注射器,使针头与皮肤呈 45°角方向在左或右侧下腹部刺入
腹腔(图 10-10)。针尖刺入腹腔时可有抵抗消失感,此时可轻轻推
注药液。注射量为 0.8ml。
程序 3　观察胰岛素的作用效果　将已经注射胰岛素的小鼠
放回桌上,观察其活动情况。
程序 4　注射葡萄糖　当小鼠出现惊厥时,记录时间,立即再
向小鼠腹腔内注射 20％葡萄糖溶液 1ml,观察小鼠活动有何变化。
程序 5　分析结果　分析实验现象的原因或原理。
程序 6　撰写实验报告　根据实验情况撰写报告,要求有实验目的、实验材料、实验过
程和实验结果,并得出相关结论,同时进行必要的讨论。
程序 7　完成任务,清理现场　将动物处死,并装入动物尸体回收专用袋;清理实验台
面,使台面清洁,实验器材恢复原位。

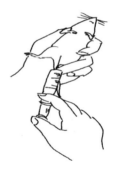

图 10-10　注射操作

【注意事项】
胰岛素降低血糖作用起效较快,当小鼠出现惊厥时,及时注射葡萄糖,以免小鼠惊厥
致死。

【思考题】

1. 胰岛素的主要作用是什么？
2. 升高血糖的激素有哪些？

附　　录

附录 1　国家基本药物

序号	品种名称	剂型	英文名称
一、抗微生物药
（一）青霉素类
1	青霉素	注射剂	Benzylpenicillin
2	青霉素 V 钾	颗粒剂	Phenoxymethylpenicillin Potassium
3	苯唑西林	注射剂	Oxacillin
4	氨苄西林	注射剂	Ampicillin
5	氨苄西林钠舒巴坦钠	注射剂	Ampicillin Sodium and Sulbactam Sodium
6	哌拉西林	注射剂	Piperacillin
7	阿莫西林	口服常释剂型、颗粒剂	Amoxicillin
8	阿莫西林克拉维酸钾	口服常释剂型、注射剂	Amoxicillin and Clavulanate Potassium
（二）头孢菌素类
9	头孢唑林	注射剂	Cefazolin
10	头孢氨苄	口服常释剂型、颗粒剂	Cefalexin
11	头孢呋辛	口服常释剂型、注射剂	Cefuroxime
12	头孢拉定	口服常释剂型、注射剂	Cefradine
13	头孢哌酮	注射剂	Cefoperazone
14	头孢哌酮钠舒巴坦钠	注射剂	Cefoperazone Sodium and Sulbactam Sodium
15	头孢噻肟	注射剂	Cefotaxime
16	头孢他啶	注射剂	Ceftazidime
17	头孢曲松	注射剂	Ceftriaxone
（三）氨基糖苷类
18	阿米卡星	注射剂	Amikacin
19	庆大霉素	注射剂	Gentamycin
（四）大环内酯类
20	红霉素	口服常释剂型、注射剂	Erythromycin
21	阿奇霉素	口服常释剂型、颗粒剂、注射剂	Azithromycin
22	琥乙红霉素	口服常释剂型	Erythromycin Ethylsuccinate
23	克拉霉素	口服常释剂型	Clarithromycin

序号	品种名称	剂型	英文名称
24	罗红霉素	口服常释剂型	Roxithromycin
25	麦迪霉素	口服常释剂型	Midecamycin
26	乙酰螺旋霉素	口服常释剂型	Acetylspiramycin
(五)其他抗生素			
27	克林霉素	口服常释剂型、注射剂	Clindamycin
28	磷霉素	注射剂	Fosfomycin
29	奥硝唑	注射剂	Ornidazole
30	林可霉素	注射剂	Lincomycin
31	土霉素	口服常释剂型	Oxytetracycline
(六)磺胺类			
32	复方磺胺甲噁唑	口服常释剂型	Compound Sulfamethoxazole
33	柳氮磺吡啶	口服常释剂型	Sulfasalazine
(七)喹诺酮类			
34	诺氟沙星	口服常释剂型	Norfloxacin
35	环丙沙星	口服常释剂型、注射剂	Ciprofloxacin
36	氧氟沙星	注射剂	Ofloxacin
37	左氧氟沙星	口服常释剂型、注射剂	Levofloxacin
(八)硝基呋喃类			
38	呋喃唑酮	口服常释剂型	Furazolidone
39	呋喃妥因	口服常释剂型	Nitrofurantoin
(九)抗结核病药			
40	异烟肼	口服常释剂型、注射剂	Isoniazid
41	利福平	口服常释剂型	Rifampicin
42	利福定	口服常释剂型	Rifandine
43	吡嗪酰胺	口服常释剂型	Pyrazinamide
44	乙胺丁醇	口服常释剂型	Ethambutol
45	链霉素	注射剂	Streptomycin
46	对氨基水杨酸钠	口服常释剂型、注射剂	Sodium Aminosalicylate
(十)抗麻风病药			
47	氨苯砜	口服常释剂型	Dapsone
(十一)抗真菌药			
48	氟康唑	口服常释剂型	Fluconazole
49	制霉素	口服常释剂型	Nysfungin
(十二)抗病毒药			
50	阿昔洛韦	口服常释剂型、注射剂	Aciclovir
51	利巴韦林	口服常释剂型、颗粒剂、注射剂	Ribavirin
52	穿琥宁	注射剂	Potassium Dehydroandrograpolide Succinate
53	更昔洛韦	注射剂	Ganciclovir
54	炎琥宁	注射剂	Potassium Sodium Pehydroandroandrographolide Succinate
55	抗艾滋病用药		

序号	品种名称	剂型	英文名称
二、抗寄生虫病药			
（一）抗疟药			
56	氯喹	口服常释剂型、注射剂	Chloroquine
57	伯氨喹	口服常释剂型	Primaquine
58	替硝唑	口服常释剂型、注射剂	Tinidazole
59	左旋咪唑	口服常释剂型	Levamisole
60	青蒿素类药物		
（二）抗阿米巴病药及抗滴虫病药			
61	甲硝唑	口服常释剂型、注射剂	Metronidazole
（三）抗利什曼原虫病药			
62	葡萄糖酸锑钠	注射剂	Sodium Stibogluconate
（四）抗血吸虫病药			
63	吡喹酮	口服常释剂型	Praziquantel
（五）驱肠虫药			
64	阿苯达唑	口服常释剂型	Albendazole
三、麻醉药			
（一）局部麻醉药			
65	利多卡因	注射剂	Lidocaine
66	布比卡因	注射剂	Bupivacaine
67	普鲁卡因	注射剂	Procaine
（二）全身麻醉药			
68	氯胺酮	注射剂	Ketamine
四、镇痛、解热、抗炎、抗风湿、抗痛风药			
（一）镇痛药			
69	芬太尼	注射剂	Fentanyl
70	哌替啶	注射剂	Pethidine
71	氨酚待因	口服常释剂型	Paracetamol and Codeine Phosphate
72	高乌甲素	口服常释剂型、注射剂	Lappaconite
73	曲马多	口服常释剂型	Tramadol
（二）解热镇痛、抗炎、抗风湿药			
74	对乙酰氨基酚	口服常释剂型、颗粒剂	Paracetamol
75	阿司匹林	口服常释剂型	Aspirin
76	布洛芬	口服常释剂型	Ibuprofen
77	双氯芬酸	口服常释剂型、口服缓释剂型	Diclofenac
78	吲哚美辛	栓剂	Indometacin
79	安乃近	口服常释剂型	tamizole Sodium
80	布洛芬	口服缓释剂型	Ibuprofen
81	复方氨酚烷胺	口服常释剂型	Compound Paracetamol and Amantadine Hydrochloride
82	去痛片	口服常释剂型	Compound Aminopyrine Phenacetin
83	小儿氨酚黄那敏	颗粒剂	Pediatric Paracetamol, Atificial Cow-bezoar and Chlorphenamine Maleate Granules
84	吲哚美辛	口服常释剂型	Indometacin

序号	品种名称	剂型	英文名称
(三)抗痛风药			
85	别嘌醇	口服常释剂型	Allopurinol
86	秋水仙碱	口服常释剂型	Colchicine
五、神经系统用药			
(一)抗帕金森病药			
87	金刚烷胺	口服常释剂型	Amantadine
88	苯海索	口服常释剂型	
(二)抗重症肌无力药			
56	新斯的明	注射剂	Neostigmine
(三)抗癫痫药			
89	卡马西平	口服常释剂型	Carbamazepine
90	丙戊酸钠	口服常释剂型	Sodium Valproate
91	苯妥英钠	口服常释剂型、注射剂	Phenytoin Sodium
92	苯巴比妥	口服常释剂型、注射剂	Phenobarbital
(四)脑血管病用药及降颅压药			
91	尼莫地平	口服常释剂型	Nimodipine
92	麦角胺咖啡因	口服常释剂型	Ergotamine and Caffeine
93	甘露醇	注射剂	Mannitol
(五)镇静催眠药			
94	地西泮	口服常释剂型、注射剂	Diazepam
(六)其他			
95	胞磷胆碱	注射剂	Citicoline
96	尼可刹米	注射剂	Nikethamide
97	洛贝林	注射剂	Lobeline
98	吡拉西坦	口服常释剂型、注射剂	Piracetam
99	川芎嗪	注射剂	Ligustrazine
100	氟桂利嗪	口服常释剂型	Flunarizine
101	脑蛋白水解物	注射剂	Cerebroprotein Hydrolysate
102	七叶皂苷钠	注射剂	Sodium Aescinate
103	曲克芦丁	口服常释剂型、注射剂	Troxerutin
104	三磷酸胞苷二钠	注射剂	Cytidine Disodium Triphosphate
六、治疗精神障碍药			
(一)抗精神病药			
105	奋乃静	口服常释剂型、注射剂	Perphenazine
106	氯丙嗪	口服常释剂型、注射剂	Chlorpromazine
107	氟哌啶醇	口服常释剂型、注射剂	Haloperidol
(二)抗焦虑药			
108	艾司唑仑	口服常释剂型	Estazolam
(三)抗抑郁药			
109	阿米替林	口服常释剂型	Amitriptyline
100	多塞平	口服常释剂型	Doxepin

序号	品种名称	剂型	英文名称
七、心血管系统用药				
(一)抗心绞痛药				
101	硝酸甘油	口服常释剂型、注射剂	Nitroglycerin
102	硝酸异山梨酯	口服常释剂型、注射剂	Isosorbide Dinitrate
103	硝苯地平	口服常释剂型、口服缓释剂型	Nifedipine
(二)抗心律失常药				
104	美西律	口服常释剂型	Mexiletine
105	普罗帕酮	口服常释剂型、注射剂	Propafenone
106	普鲁卡因胺	注射剂	Procainamide
107	普萘洛尔	口服常释剂型	Propranolol
108	阿替洛尔	口服常释剂型	Atenolol
109	美托洛尔	口服常释剂型、注射剂	Metoprolol
110	胺碘酮	口服常释剂型、注射剂	Amiodarone
111	维拉帕米	口服常释剂型、注射剂	Verapamil
(三)抗心力衰竭药				
112	地高辛	口服常释剂型、注射剂	Digoxin
113	去乙酰毛花苷	注射剂	Deslanoside
114	毒毛花苷 K	注射剂	Strophanthin K
(四)抗高血压药				
115	卡托普利	口服常释剂型	Captopril
116	依那普利	口服常释剂型	Enalapril
117	硝普钠	注射剂	Sodium Nitroprusside
118	硫酸镁	注射剂	Magnesium Sulfate
119	尼群地平	口服常释剂型	Nitrendipine
120	吲达帕胺	口服常释剂型、口服缓释剂型	Indapamide
121	酚妥拉明	注射剂	Phentolamine
122	复方利血平	口服常释剂型	Compound Reserpine
123	缬沙坦	口服常释剂型	Valsartan
124	复方利血平氨苯蝶啶	口服常释剂型	Compound Hypotensive
(五)抗休克药				
125	肾上腺素	注射剂	Adrenaline
126	去甲肾上腺素	注射剂	Noradrenaline
127	异丙肾上腺素	注射剂	Isoprenaline
128	间羟胺	注射剂	Metaraminol
129	多巴胺	注射剂	Dopamine
130	多巴酚丁胺	注射剂	Dobutamine
(六)调脂及抗动脉粥样硬化药				
131	辛伐他汀	口服常释剂型	Simvastatin

序号	品种名称	剂型	英文名称
八、呼吸系统用药			
(一)祛痰药			
132	溴己新	口服常释剂型、注射剂	Bromhexine
133	氨溴索	口服常释剂型、口服溶液剂、注射剂	Ambroxol
134	羧甲司坦	口服常释剂	Carbocisteine
(二)镇咳药			
135	喷托维林	口服常释剂型	Pentoxyverine
136	复方甘草	口服常释剂型、口服溶液剂	Compound Liquorice
(三)平喘药			
137	沙丁胺醇	气雾剂、雾化溶液剂、口服常释剂型	Salbutamol
138	氨茶碱	口服常释剂型、口服缓释剂型、注射剂	Aminophylline
139	茶碱	口服常释剂型、口服缓释剂型	Theophylline
九、消化系统用药			
(一)抗酸药及抗溃疡病药			
140	复方氢氧化铝	口服常释剂型	Compound Aluminium Hydroxide
141	雷尼替丁	口服常释剂型、注射剂	Ranitidine
142	法莫替丁	口服常释剂型、注射剂	Famotidine
143	奥美拉唑	口服常释剂型、注射剂	Omeprazole
144	胶体果胶铋	口服常释剂型	Colloidal Bismuth Pectin
145	硫糖铝	口服常释剂型	Sucralfate
146	维U颠茄铝胶囊Ⅱ	口服常释剂型	Vitamin U,Belladonna and Aluminium
147	西咪替丁	口服常释剂型、注射剂	Cimetidine
148	枸橼酸铋钾	口服常释剂型	Bismuth Potassium Citrate
(二)助消化药			
149	乳酶生	口服常释剂型	Lactasin
150	多酶片	口服常释剂型	Multienzyme
151	食母生	口服常释剂型	Saccharated Yeast
(三)胃肠解痉药及胃动力药			
152	颠茄	口服常释剂型、酊剂	Belladonna
153	山莨菪碱	口服常释剂型、注射剂	Anisodamine
154	阿托品	口服常释剂型、注射剂	Atropine
155	多潘立酮	口服常释剂型	Domperidone
156	甲氧氯普胺	口服常释剂型、注射剂	Metoclopramide
(四)泻药及止泻药			
157	开塞露	灌肠剂	
158	酚酞	口服常释剂型	Phenolphthalein
159	蒙脱石	口服散剂	Smectite

序号	品种名称	剂型	英文名称
（五）肝胆疾病用药			
160	熊去氧胆酸	口服常释剂型	Ursodeoxycholic Acid
161	联苯双酯	口服常释剂型、滴丸剂	Bifendate
162	促肝细胞生长素	注射剂	Hepatocyte Growth-promoting Factors
163	甘草酸二铵	注射剂	Diammonium Glycyrrhetate
164	肌苷	口服溶液剂、注射剂	Inosine
165	门冬氨酸钾镁	注射剂	Magnessium Aspartate
166	葡醛内酯（葡醛酸钠）	口服常释剂型（注射剂）	Glucurolactone
167	三磷酸腺苷二钠	口服常释剂型	Adenosine Disolium Triphosphate
（六）其他			
168	小檗碱（黄连素）	口服常释剂型	Berberine
十、泌尿系统用药			
（一）利尿药			
169	呋塞米	口服常释剂型、注射剂	Furosemide
170	氢氯噻嗪	口服常释剂型	Hydrochlorothiazide
171	螺内酯	口服常释剂型	Spironolactone
172	氨苯蝶啶	口服常释剂型	Triamterene
（二）良性前列腺增生用药			
173	特拉唑嗪	口服常释剂型	Terazosin
174	非那雄胺	口服常释剂型	Finasteride
175	酚苄明	口服常释剂型	Phenoxybenzamine
十一、血液系统用药			
（一）抗贫血药			
176	硫酸亚铁	口服常释剂型、口服缓释剂型	Ferrous Sulfate
177	重组人促红素	注射剂	Recombinant Human Erythropoietin(CHO cell)
178	右旋糖酐铁	注射剂	Iron Dextran
179	维生素 B_{12}	注射剂	Vitamin B_{12}
180	叶酸	口服常释剂型	Folic Acid
（二）抗血小板药			
181	阿司匹林	口服常释剂型	Aspirin
182	双嘧达莫	口服常释剂型	Dipyridamole
（三）促凝血药			
183	凝血酶	外用冻干粉	Thrombin
184	酚磺乙胺	注射剂	Etamsylate
185	亚硫酸氢钠甲萘醌	注射剂	Menadione Sodium Bisulfite
186	维生素 K_1	注射剂	Vitamin K_1
187	氨甲苯酸	口服常释剂型	Aminomethylbenzoic Acid
（四）抗凝血药及溶栓药			
188	肝素	注射剂	Heparin
189	尿激酶	注射剂	Urokinase

序号	品种名称	剂型	英文名称
(五)血容量扩充剂			
190	羟乙基淀粉40	注射剂	Hydroxyethyl Starch 40
191	右旋糖酐 (40,70)	注射剂	Dextran(40,70)
十二、激素及影响内分泌药			
(一)下丘脑垂体激素及其类似物			
192	绒促性素	注射剂	Chorionic Gonadotrophin
(二)肾上腺皮质激素类药			
193	氢化可的松	口服常释剂型、注射剂	Hydrocortisone
194	泼尼松	口服常释剂型	Prednisone
195	地塞米松	口服常释剂型、注射剂	Dexamethasone
196	氟轻松	外用软膏剂型	Fluocinonide
197	甲泼尼龙	注射剂	Methylprednisolone
198	曲安奈德	注射剂	Triamcinolone Acetonide
(三)胰岛素及口服降血糖药			
1. 胰岛素			
199	胰岛素	注射剂	Insulin
2. 口服降血糖药			
200	二甲双胍	口服常释剂型	Metformin
201	格列本脲	口服常释剂型	Glibenclamide
202	格列吡嗪	口服常释剂型	Glipizide
203	阿卡波糖	口服常释剂型	Acarbose
204	格列喹酮	口服常释剂型	Gliquidonum
205	罗格列酮	口服常释剂型	Rosiglitazone
(四)甲状腺激素及抗甲状腺药			
206	甲状腺片	口服常释剂型	Thyroid Tablets
207	甲巯咪唑	口服常释剂型	Thiamazole
208	丙硫氧嘧啶	口服常释剂型	Propylthiouracil
(五)雄激素及同化激素			
209	丙酸睾酮	注射剂	Testosterone Propionate
210	甲睾酮	口服常释剂型	Methyltestosterone
(六)雌激素及孕激素			
211	黄体酮	注射剂	Progesterone
212	甲羟孕酮	口服常释剂型	Medroxyprogesterone
十三、抗变态反应药			
213	氯苯那敏	口服常释剂型	Chlorphenamine
214	苯海拉明	口服常释剂型、注射剂	Diphenhydramine
215	赛庚啶	口服常释剂型	Cyproheptadine
216	异丙嗪	口服常释剂型、注射剂	Promethazine
217	氯雷他定	口服常释剂型	Loratadine
十四、免疫系统用药			
218	雷公藤多苷	口服常释剂型	Tripterygium Glycosides
219	硫唑嘌呤	口服常释剂型	Azathioprine

序号	品种名称	剂型	英文名称
十五、维生素、矿物质类药			
(一)维生素			
220	维生素 B_1	注射剂、口服常释剂型	Vitamin B_1
221	维生素 B_2	口服常释剂型	Vitamin B_2
222	维生素 B_6	注射剂、口服常释剂型	Vitamin B_6
223	维生素 C	注射剂、口服常释剂型	Vitamin C
224	维生素 D_2	口服常释剂型、注射剂	Vitamin D_2
225	复合维生素 B	口服常释剂型	Vitamin B Complex
226	谷维素	口服常释剂型	Orayzanolum
227	维生素 AD	口服常释剂型、滴剂	Vitamin A and D
228	维生素 B_6	口服常释剂型	Vitamin B_6
229	维生素 D_3	注射剂	Vitamin D_3
230	维生素 E	口服常释剂型	Vitamin E
(二)矿物质			
231	葡萄糖酸钙	口服常释剂型、注射剂	Calcium Gluconate
(三)肠外营养药			
232	复方氨基酸 18AA	注射剂	Compound Amino Acid 18AA
233	辅酶 A	注射剂	Coenzyme A
234	脂肪乳(C14～24)	注射剂	Fat Emulsion
十六、调节水、电解质及酸碱平衡药			
(一)水、电解质平衡调节药			
235	口服补液盐	口服散剂	Oral Rehydration Salts
236	氯化钠	注射剂	Sodium Chloride
237	葡萄糖氯化钠	注射剂	Glucose and Sodium Chloride
238	复方氯化钠	注射剂	Compound Sodium Chloride
239	氯化钾	口服常释剂型、口服缓释剂型、颗粒剂、注射剂	Potassium Chloride
240	灭菌注射用水	注射剂	Sterile Water for Injection
(二)酸碱平衡调节药			
241	乳酸钠林格	注射剂	Sodium Lactate Ringer's
242	碳酸氢钠	口服常释剂型、注射剂	Sodium Bicarbonate
(三)其他			
243	葡萄糖	注射剂	Glucose
十七、解毒药			
(一)氰化物中毒解毒药			
244	硫代硫酸钠	注射剂	Sodium Thiosulfate
(二)有机磷酸酯类中毒解毒药			
245	氯解磷定	注射剂	Pralidoxime Chloride
246	碘解磷定	注射剂	Pralidoxime
(三)亚硝酸盐中毒解毒药			
247	亚甲蓝	注射剂	Methylthioninium Chloride
(四)阿片类中毒解毒药			
248	纳洛酮	注射剂	Naloxone

序号	品种名称	剂型	英文名称
(五)鼠药解毒药			
249	乙酰胺	注射剂	Acetamide
十八、生物制品			
250	破伤风抗毒素	注射剂	Tetanus Antitoxin
251	抗狂犬病血清	注射剂	Rabies Antiserum
252	抗蛇毒血清	注射剂	Snake Antivenin
253	国家免疫规划用疫苗		
十九、诊断用药			
254	泛影葡胺	注射剂	Meglumine Diatrizoate
255	硫酸钡	干混悬剂	Barium Sulfate
二十、皮肤科用药			
(一)抗感染药			
256	红霉素	外用软膏剂型	Erythromycin
257	阿昔洛韦	外用软膏剂型	Aciclovir
258	咪康唑	外用软膏剂型	Miconazole
259	克霉唑	外用软膏剂型	Clotrimazole
260	酮康唑	外用软膏剂型	Ketoconazole
261	地塞米松	外用软膏剂型	Dexamethasone Acetate
262	炉甘石	外用溶液剂	Calamine
(二)角质溶解药			
264	尿素	外用软膏剂型	Urea
265	鱼石脂	外用软膏剂型	Ichthammol
266	水杨酸	外用软膏剂型	Salicylic Acid
(三)肾上腺皮质激素类药			
267	氢化可的松	外用软膏剂型	Hydrocortisone
(四)其他			
268	维A酸	外用软膏剂型、凝胶剂	Tretinoin
二十一、眼科用药			
(一)抗感染药			
269	氯霉素	滴眼剂	Chloramphenicol
270	左氧氟沙星	滴眼剂	Levofloxacin
271	阿昔洛韦	滴眼剂	Aciclovir
272	利福平	滴眼剂	Rifampicin
273	氧氟沙星	滴眼剂	Ofloxacin
274	西地碘	口服常释剂型（包括含片）	Cydiodine
275	糜蛋白酶	注射剂	Chymotrypsin
276	红霉素	眼膏剂	Erythromycin
(二)青光眼用药			
277	毛果芸香碱	注射剂、滴眼剂	Pilocarpine
278	噻吗洛尔	滴眼剂	Timolol
279	乙酰唑胺	口服常释剂型	Acetazolamide

序号	品种名称	剂型	英文名称
(三)其他			
280	阿托品	滴眼剂、眼膏剂	Atropine
281	可的松	滴眼剂、眼膏剂	Cortisone
二十二、耳鼻喉科用药			
282	麻黄碱	滴鼻剂	Ephedrine
283	氧氟沙星	滴耳剂	Ofloxacin
284	地芬尼多	口服常释剂型	Difenidol
二十三、妇产科用药			
(一)子宫收缩药			
285	缩宫素	注射剂	Oxytocin
286	麦角新碱	注射剂	Ergometrine
287	垂体后叶注射液	注射剂	Posterior Pituitary Injection
(二)其他			
288	咪康唑	栓剂	Miconazole
289	甲硝唑	阴道泡腾片剂、栓剂	Metronidazole
290	米索前列醇	口服常释剂型	Misoprostol
291	米非司酮	口服常释剂型	Mifepristone
二十四、计划生育用药			
292	避孕药		

附录2 常用药物介绍

一、抗感染药

序号	通用名	商品名	适应证	制剂规格	用法用量
1	青霉素	青霉素G、唐西灵	敏感菌所致的呼吸系统感染（如扁桃体炎、肺炎、支气管炎）、脑膜炎、心内膜炎、腹膜炎、脓肿、败血症、淋病、梅毒、白喉、中耳炎等。	注射用青霉素G钠或钾：20万单位、40万单位、80万单位、100万单位。 普鲁卡因青霉素G：40万单位、80万单位（普鲁卡因青霉素与青霉素钠或青霉素钾3:1）	参考说明书
2	青霉素V	美西格、施德V、青霉素V钾	敏感菌所致的呼吸系统感染，如扁桃体炎、咽炎、猩红热、支气管炎、肺炎、脓肿、中耳炎等	片剂：125mg，250mg，500mg 颗粒剂：50mg，125mg，250mg	成人：口服，每次250～500mg，一日3次，饭前一小时服用；儿童：口服，5岁以下每次125mg，一日3次；12岁以上同成人
3	氨苄西林	氨苄青霉素、安比林、安必仙、多西霉素、沙维西林	敏感菌所致的流感、肺炎、脑膜炎、胆道感染、尿路感染、败血症、伤寒、副伤寒带菌者	注射剂：0.5g 胶囊剂：0.25g	肌注：参考说明书 口服：每次0.5g，一日4次，饭前服吸收较好
4	阿莫西林	羟氨苄青霉素、阿莫仙、阿莫灵、再林、强比林、奈他美	主治呼吸道感染、化脓性脑膜炎、泌尿系统感染、肝胆系统感染、皮肤及软组织感染、败血症、心内膜炎等	片剂、胶囊剂：0.125g，0.25g 混悬剂：每瓶50ml（含阿莫西林0.125g） 注射剂：0.5g	口服：每次0.5～1g，一日3～4次，饭后服 口服：每次0.25g，加入凉开水40ml摇成混悬液服用，儿童遵医嘱。 肌注或静注：参考说明书
5	头孢氨苄	先锋IV号、福林、西保力、瑞恩克	用于敏感菌引起的泌尿系统感染、呼吸系统感染、皮肤及软组织感染、败血症、心内膜炎等	片剂：0.125g，0.25g	成人：每次0.5～1g，一日4次，空腹服用。 儿童：每公斤体重每日50～100mg，分次服用

序号	通用名	商品名	适应证	制剂规格	用法用量
6	头孢拉定	先锋 6 号、泛捷复、君必清、赛菲得、瑞思克	主治泌尿系统、呼吸系统、皮肤及软组织等感染,如肾盂肾炎、膀胱炎、支气管炎、肺炎、耳鼻喉感染、肠炎、痢疾等	胶囊剂:0.25g,0.5g 干混悬剂:0.125g,0.25g 注射剂:0.25g,0.5g,1g	口服:每次 0.25 ~ 0.5g,一日 3~4 次,严重者可增至每日 4g,小儿每公斤体重每日 25~50mg 分 3~4 次服用; 肌注或静注:参考说明书
7	头孢克洛	克赛福、史达功、希刻劳、再克、新达罗	敏感菌引起的上下呼吸道感染、肺炎、尿路感染、皮肤感染、软组织感染	片剂:0.125g,0.25g 胶囊剂:0.25g 颗粒剂:0.125g	口服:成人每次 250mg,一日 3 次;儿童每公斤体重每日 20mg,分 3 次服用
8	头孢羟氨苄	安泰、欧意、赛锋、仙锋久、康迪力达	敏感菌引起的呼吸道、泌尿道感染、皮肤感染、软组织感染、骨关节感染	片剂:0.25g 胶囊剂:0.25g 颗粒剂:0.125g	口服:成人每次 0.5~1g,一日 2 次;小儿每公斤体重每日 15~20mg,分 2 次服用
9	红霉素	EM、新红康	对青霉素过敏无效的肺炎、急性扁桃体炎、猩红热、丹毒、葡萄菌肠炎、白喉带菌者、百日咳、婴儿支原体肺炎或沙眼衣原体、嗜肺军团杆菌感染	肠溶衣片:0.125g,0.25g 眼膏剂:0.5%(每 1 克含红霉素 5000 单位) 软膏剂:1%	口服:一日 1~2g,分 3~4 次服用,儿童酌量; 眼用:将眼膏涂于眼睑内,一日 3~4 次; 外用:涂于患处,一日 3 次
10	琥乙红霉素	利菌沙、莱特新、赛能莎	同红霉素,主要用于轻度感染	片剂(胶囊剂):0.1g,0.125g 颗粒剂:0.05g,0.1g,0.125g,0.25g	口服:成人每次 0.25~0.5g,一日 3~4 次,小儿每公斤体重每日 30~50mg,分 3~4 次服用
11	罗红霉素	罗力得、严迪、亚力希、赛乐林、欣美罗、朗素、必素林、罗迈新、洛司美	用于敏感菌引起的泌尿道、呼吸道、皮肤、软组织感染等,特别是支原体、衣原体感染、五官科感染、支原体肺炎及对青霉素过敏的敏感菌感染	片剂:50mg,150mg,250mg 胶囊剂:150mg,500mg	成人:口服每次 150mg,一日 2 次,5~12 天为一个疗程。 儿童:体重 24~40kg,每次 100mg,一日 2 次;体重 12~23kg,每次 50mg,一日 2 次;体重 6~11kg,每次 25mg,一日 2 次

序号	通用名	商品名	适应证	制剂规格	用法用量
12	克拉霉素	克拉仙、甲力、利迈先、卡斯迈欣、百红优、甲吉宁	用于敏感菌引起的耳鼻喉科感染、泌尿系统感染、与抗酸剂合用治疗幽门螺杆菌感染	片剂：250mg	口服：成人每次 250mg，每 12 小时一次。严重感染时，每 12 小时 500mg，6～14 天为一个疗程
13	庆大霉素	瑞贝克、庆大、威得	用于绿脓杆菌、耐药金葡菌、大肠杆菌及其他敏感菌引起的各种严重感染，如败血症、呼吸道感染、胆道感染、烧伤感染。口服用于消化道感染	片剂：20mg，40mg 注射液：每毫升 2 万单位，每毫升 4 万单位 滴眼剂：每管 8 毫升(4 万单位)	口服：成人每次 80～160mg，一日 3～4 次；小儿每公斤体重每日 10～15mg，分 3～4 服用。肌注或稀释后静滴：参考说明书。滴眼：每次 1～2 滴，每 2 小时一次
14	四环素	林立康、金晶康	治疗衣原体病(淋巴肉芽肿、沙眼、鹦红热)、立克次体病(斑疹伤寒)、支原体肺炎、回归热、霍乱、布氏杆菌病等	片剂：0.125g，0.25g 胶囊剂：0.25g 注射剂：0.125g，0.25g，0.5g 松眼膏：每 1000g 含四环素 250 万单位、醋酸可的松 2.5g	口服：成人每次 0.5g，一日 3～4 次；8 岁以上小孩每公斤体重每日 30～40mg，分 3～4 次服用。静滴：参考说明书 眼用：涂于眼睑内，一日 3～4 次
15	米诺环素	美满霉素、美力舒、美诺星、美依、艾亚林	用于敏感菌所致的泌尿道、呼吸道、皮肤软组织感染等及五官科感染	片剂：0.1g，0.2g 胶囊剂：0.05g，0.1g，0.2g	口服：成人首次 200mg，以后每次 12 小时或每 24 小时 100mg；8 岁以上儿童，每次 50mg，每 12 小时一次
16	氯霉素	清润、眼泰、舒晴	伤寒副伤寒、立克次体病及敏感菌所致的眼部感染	片剂：0.25g 滴眼液：8ml	口服：成人每次 0.5g，一日 4 次；小儿每公斤体重每日 25～50mg，分 3～4 次服用。滴眼：每次 2 滴，每 4 小时滴一次
17	林可霉素	丽可胜	用于敏感菌所致的呼吸道感染、眼部感染、耳部感染、皮肤软组织感染、胆道感染、厌氧菌感染、败血症等	注射剂：1ml：0.2g，2ml：0.6g 片剂：0.25g，0.5g 胶囊剂：0.25g，0.3g 滴眼剂：3% 滴耳剂：3% 栓剂：0.4g 软膏剂：2%	肌注：参考说明书。口服：成人每日 1.5～2g，分 3～4 次服用；儿童每公斤体重每日 30～60mg，分 3～4 次服用。滴眼：每次 1～2 滴，一日 3～4 次。滴耳：滴入耳内，一日 2～3 次

序号	通用名	商品名	适应证	制剂规格	用法用量
18	克林霉素	可林、力派、特丽仙、万克宁	金黄色葡萄球菌骨髓炎及厌氧菌引起的各种严重感染	胶囊剂:75mg,150mg 注射液:每支 2ml:0.15g,4ml:0.3g	口服:成人每次 0.15～0.3g,一日 3～4 次;小儿每公斤体重每日10～20mg,分 3～4 次服用。 肌注、静注或静滴:参考说明书
19	诺氟沙星	氟哌酸、力醇罗、淋克星、哌克利、久诺、艾立克	泌尿系统和肠道的细菌感染,如肾盂肾炎、菌痢、伤寒、淋病及外科、五官、皮肤科的细菌感染	片剂(胶囊剂):0.1g 滴眼液:0.3% 软膏剂:1% 乳膏剂:1%	口服:成人每次 0.1～0.2g,一日 3～4 次;重症每次 0.4g,一日 4 次。 滴眼:每次 2 滴,一日 3～6 次
20	环丙沙星	悉复欢、环复星、特美力、希普欣、赛克星、林青、达维邦、瑞康	敏感菌所致的呼吸道、尿道、消化道、皮肤软组织、盆腔、五官等感染,尤其适用于敏感菌引起的需长期给药的骨髓炎、关节炎	片剂:0.1g,0.2g 注射剂:50ml:100mg,200ml:200mg	口服:成人每次0.25g,一日 2 次,重症者加倍。 静滴:参考说明书
21	氧氟沙星	氟嗪酸、泰利必妥、康秦必妥、奥复星、信得妥	呼吸道、尿道、肠道、皮肤、软组织、胆道、妇科感染、伤寒	片剂:0.1g,0.2g 注射剂:50ml:100mg,100ml:100mg 滴眼剂:0.3% 眼膏剂:0.3%	口服:成人每次 0.1～0.3g,一日 3 次。 静滴:每日 0.2～0.4g,分 2 次给药。 眼用:每次 1～2 滴,一日 4 次。或涂于眼睑内
22	磺胺甲噁唑/甲氧苄啶	SMZCo、复方新诺明、麻门妥、泻痢停、白炎净	可治疗呼吸道、胃肠道、尿路感染,如支气管炎、伤寒、布氏杆菌病、菌痢、流脑	片剂:0.4g(含磺胺甲噁唑 0.4g,含甲氧苄啶 0.05g) 注射剂:每毫升含磺胺甲噁唑 20mg,甲氧苄啶 0.08g	口服:成人每日 2 片,一日 2 次,早晚饭后服用;儿童按体重磺胺甲噁唑20mg/kg,甲氧苄啶4mg/kg,每日 2 次。首剂加倍。 肌注:参考说明书
23	甲硝唑	灭滴灵、耐瑞、弗来格、麦芙欣、麦斯特、天力宁、舒瑞特	主要用于厌氧菌引起的系统或局部感染,如腹腔、下呼吸道、女性生殖系统、消化道、皮肤及软组织感染。治疗破伤风与 TAT 合用	片剂:0.2g,0.5g 胶囊剂:0.2g 注射剂:10ml:50mg,20ml:100mg,100ml:0.5g 阴道泡腾片:0.2g 栓剂:0.5g	口服:厌氧菌感染每日0.6～1.2g,分 3 次服,滴虫病每次 0.2g。阿米巴病每公斤体重每日 35～50mg,分 3 次口服,10 天为一个疗程。 置阴道内,连用 7～10 天为一个疗程;肠道阿米巴病每次 0.4～0.6g,一日 3 次,7～10 天为一个疗程

序号	通用名	商品名	适应证	制剂规格	用法用量
24	异烟肼	雷米封	各类结核病的首选药,主治结核性脑膜炎、肺结核,也可用于百日咳、菌痢、急性肠炎	片剂:0.05g,0.1g,0.3g 注射剂:0.1g	口服:成人每次0.1~0.3g,一日1次或分2~3次;儿童每公斤体重每日10~20mg。 肌注:参考说明书
25	利福平	威福仙、尼福	各类结核病,疗效同异烟肼,也治疗麻风病、抗药金葡菌、肺炎球菌、链球菌的感染和沙眼	胶囊剂:0.15% 滴眼液:0.1%	口服:0.45~0.6g/次,一日一次。 滴眼:一日4~6次
26	阿昔洛韦	无环鸟苷、舒维疗、甘泰、克疱、克毒星、艾思克	单纯疱疹和带状疱疹病毒引起的皮肤和黏膜感染、慢性乙肝	片剂及胶囊:0.2g 粉针剂:250mg,500mg 滴眼剂:8mg:8ml 眼膏:每支2g:60mg	口服:每次0.2g,一日5次,5~10天为一个疗程。 滴眼:每次1~2滴,1~2小时一次。 涂于眼睑内,每4小时一次,每日4~6次。 完全治愈后至少再用3日
27	利巴韦林	三氮唑核苷、病毒唑、康立多、威乐星、RBV、胜峰、奥佳	治疗病毒性呼吸道感染及疱疹性病毒性感染,如流行性感冒、病毒性眼角膜炎、沙眼、结膜炎、疱疹性口炎、带状疱疹等	片剂及胶囊剂:0.1g 注射液:1ml:0.1g 滴眼剂:0.1%	口服:每次0.1~0.2g,一日3次,3~5日为一个疗程。 肌注或静注:参考说明书 滴眼:一日数次
28	克霉唑	凯尼丁、妇康安	主治耳霉菌病、体癣、手足癣等。霉菌性、滴虫性阴道炎	片剂和胶囊剂:0.25g 栓剂:0.15g/粒 软膏剂:1%,3% 克霉唑癣药水:1.5%	口服:成人每次0.25~1g,一日3次。 塞入阴道,每次1粒,一日1次。 患处涂本品2~3次/日
29	咪康唑	达克宁、无霉、联邦倍康	治疗浅部真菌感染,也可用于深部真菌感染	片剂及胶囊剂:0.25g 注射液:10ml:0.1g,20ml:0.2g 硝酸咪康唑霜:2% 软膏剂:2% 栓剂:0.1g,0.2g	口服:每次0.25~0.5g,一日2次。 静注或静滴:参考说明书 局部涂布于患处,一日2次,2~4周为一个疗程。 阴道栓,每晚1粒,连用10天

二、消化系统用药

序号	通用名	商品名	适应证	制剂规格	用法用量
1	氢氧化铝	胃舒平	用于胃酸过多、胃及十二指肠溃疡、胃出血等	片剂(铝乳片):0.3g	口服:每次 0.6～0.9g,一日 3 次
				凝胶剂:按氧化铝计为3.6%～4.40%	口服:每次 4～8ml,一日 3 次
				复方氢氧化铝片(胃舒平):含氢氧化铝、三硅酸镁、颠茄流浸膏	口服:每次 2～4 片,一日 3 次,饭前半小时或胃痛发作时嚼碎服
2	雷尼替丁	善胃得、兰白幸	用于治疗十二指肠溃疡、胃溃疡、反流性食管炎、卓-艾综合征及其他高胃酸分泌疾病	片剂及胶囊剂:0.15g	口服:每次 1 片,一日 2 次,或一次 300mg,睡前一次。维持治疗:一次 150mg,每晚一次
3	奥美拉唑	洛赛克、奥克、爱尼	适用于胃溃疡、十二指肠溃疡、应激性溃疡、反流性食管炎和卓-艾综合征	胶囊剂:20mg肠溶片:10mg	消化性溃疡:每次20mg,一日 1～2 次。反流性食管炎:每次20～60mg,一日 1～2 次
4	硫糖铝	胃溃宁、胃笑、迪先	用于治疗胃溃疡、十二指肠溃疡及胃炎	片剂:0.25g,0.5g胃康宁片:含硫糖铝和黄连素	口服:成人每次 1g,一日 4 次,饭前 1 小时及睡前空腹嚼碎服用
5	枸橼酸铋钾	得乐、丽珠得乐、迪乐、得诺、铋诺	用于治疗胃、十二指肠溃疡、复合溃疡、多发溃疡及吻合口溃疡等	颗粒剂:1.2g(相当于含铋 0.11g)片剂:0.3g(相当于含铋 0.11g)	口服:每次 1 包,一日 4 次,前 3 次于三餐前半小时,第 4 次于晚餐后 2 小时服用
6	丁溴东莨菪碱	解痉灵	用于治疗胃肠痉挛,也用于胃、十二指肠、结肠内窥镜	注射剂:20mg片剂:10mg	肌注、静注:参考说明书
7	溴丙胺太林	普鲁本辛	适用于胃肠痉挛	糖衣片:15mg	口服:一次 15mg,一日 3～4 次,饭前服
8	多潘立酮	吗丁啉、丽珠得宁、路得林	缓解由胃排空延缓、胃肠道反流、食管炎引起的消化不良症状;治疗功能性、器质性、感染性、饮食性、放射性治疗及化疗引起的恶心、呕吐	片剂:10mg混悬液:1ml:1mg	口服:成人每次 10mg,一日 3～4 次,必要时剂量可加倍或遵医嘱。儿童每次每公斤体重 0.3mg,一日 3～4 次,本品应在饭前 15～30 分钟服用

序号	通用名	商品名	适应证	制剂规格	用法用量
9	西沙必利	普瑞博思、优尼必利、西沙普雷特	用于胃轻瘫综合征,或上消化道不适;胃-食管反流,食管炎的治疗及维持治疗;也可用于慢性便秘	片剂:5mg,10mg	病情一般:每次 5mg,一日 3 次(剂量可以加倍);病情严重:每次 10mg,一日 3～4 次,三餐前及就寝前。或一次 20mg,一日 2 次,早餐前及就寝前服
10	甲氧氯普胺	胃复安	各种病因所致恶心、呕吐、嗳气、消化不良、胃部胀满、胃酸过多等症状的治疗	片剂:5mg	成人:每次 5～10mg,一日 3 次。成人总剂量不得超过 0.5mg/kg/日。小儿:5～14 岁每次用 2.5～5mg,一日 3 次,餐前 30 分钟服,易短期服用。小儿总剂量不得超过 0.1mg/kg/日
11	葡甘聚糖	通泰	用于治疗习惯性、老年性便秘、痔等	胶囊剂:0.5g	口服:成人每次 1.5～2g,一日 3 次,饭前 2h 多量温水送服
12	地芬诺酯	止泻宁	用于急慢性功能性腹泻及慢性肠炎	片剂:5mg 复方地芬诺酯片:含盐酸地芬诺酯和硫酸阿托品	口服:成人每次 1～2 片,一日 2～3 次,首剂加倍,饭后服。小儿:8～12 岁,每次 1 片,一日 4 次;6～8 岁,每次 1 片,一日 3 次;2～5 岁,每次 1 片,一日 2 次
13	洛哌丁胺	易蒙停、腹泻啶	用于各种原因引起的非感染性急、慢性腹泻的对症治疗。用于回肠造瘘术患者可减少排便体积及次数,增加粪便稠度	胶囊剂:2mg	急性腹泻:成人首剂 4mg,以后每腹泻一次再服 2mg,直至腹泻停止或用量达每日 16mg,连服 5 日,若无效则停服;5 岁以上儿童首剂 2mg,以后每腹泻一次服 2mg,直至腹泻停止,最大用量为每日 6mg,空腹或饭前半小时服药可提高疗效
14	复方樟脑酊		用于干咳及腹泻	酊剂	口服:每次 2～5ml,一日 3 次

序号	通用名	商品名	适应证	制剂规格	用法用量
15	苯丙醇	利胆醇、利胆丸	用于胆囊炎、胆道感染、胆石症、胆道手术后综合征等	软胶囊剂:0,1g,0.2g	口服:每次 0.1～0.2g,一日 3 次,饭后服
16	去氢胆酸		用于胆囊炎、胆道功能失调、胆石症、胆道切除手术后综合征、间质性肝炎等	片剂:0.25g	口服:每次 0.25～0.5g,一日 3 次
17	熊去氧胆酸	脱氧熊胆酸、优思弗	用于胆固醇性胆结石症、胆囊炎、胆管炎、胆汁性消化不良、黄疸及肝中毒、超声碎石辅助溶石	片剂:50mg	利胆:口服一次 50mg,一日 3 次。溶胆石:一日 450～600mg,分 2 次服
18	胰酶	消得良、得美通	用于消化不良、食欲不振	肠溶胶囊:0.15g 肠溶片:0.3g,0.5g	口服:成人每次 0.3～1g,一日 3 次,餐前半小时服
19	干酵母	食母生	用于消化不良的辅助治疗以及防治维生素 B 族缺乏症	片剂:0.2g,0.3g,0.5g 食母生:0.2g,0.3g,0.5g	口服:成人每次 0.5～4g,儿童每次 0.25g,一日 3 次,咀嚼服用

三、解热镇痛抗炎药

序号	通用名	商品名	适应证	制剂规格	用法用量
1	阿司匹林	巴米尔、乙酰水杨酸	可缓解轻度或中度疼痛,如头痛、牙痛、神经痛、肌肉痛及月经痛,也可用于感冒或流感等退热;治疗风湿热、类风湿关节炎;预防一过性脑缺血发作、心肌梗死、心房颤动、手术后的血栓形成	肠溶片:0.3g,25mg,50mg,75mg 缓释片:0.162g(按含阿司匹林计) 肠溶微粒胶囊:0.1g	口服。解热镇痛:每次 2～3 片,一日 3 次。抗风湿:每次 4～5 片,一日 3～4 次。抑制血小板凝集:每次 0.1g(1 粒),一日 1 次

序号	通用名	商品名	适应证	制剂规格	用法用量
2	对乙酰氨基酚	扑热息痛、一滴清、退热净、必理通、百服宁、施宁、泰诺	用于感冒发热、头痛、关节痛等	片剂:0.3g	口服:每次 0.3～0.6g,根据需要一日 3～4 次,一日用量不宜超过 2g
				滴剂:10ml:1g	3～5 岁 1.6～2.0ml,6～12 岁 2.4ml,12 岁以上 3～6ml,每 4～8 小时 1 次,每 24 小时不得超过 5 次
				咀嚼片:80mg	成人每次 0.3～0.6g,一日 0.6～1.8g;儿童每公斤体重每次 10～15mg,一日 3～4 次,疗程不得超过 5 天
				口服液:10ml:250mg	儿童每公斤体重每次 10～15mg,一日 3～4 次;12 岁以下儿童一日不得超过 5 次剂量,疗程不得超过 5 天
3	布洛芬	大亚芬克、易服芬、美林、波菲特、芬力克、芬必得、泰宝、贝思	解除各种慢性关节炎的急性发作或持续性的关节肿痛症状,无病因治疗及控制病程的作用;治疗非关节炎性各种软组织风湿性疼痛;急性的轻、中度疼痛;也用于抗感冒制剂中解热镇痛	片剂:0.1g,0.2g 缓释胶囊剂:0.3g	口服:成人及 12 岁以上儿童每次 0.3～0.6g,一日 2 次
				缓释混悬剂:100ml:3g	口服:成人及 12 岁以上儿童推荐剂量为每次 0.3～0.6g(10～20ml),一日 2 次;1 岁～12 岁儿童患者用于发热,推荐剂量为每公斤体重每日 20mg(0.66ml),分 2 次服用
				颗粒剂:0.2g	口服:小儿每公斤体重每日 20mg,分 2 次服用
				凝胶剂:15g:0.75g	外用:用适量布洛芬凝胶剂,轻轻揉搓,一日 3～4 次
4	萘普生	倍利、消炎灵	同上	缓释胶囊:0.25g 混悬液 10ml:0.25g,100ml:2,5g	口服:成人每次 0.5g,一日 1 次

序号	通用名	商品名	适应证	制剂规格	用法用量
5	吲哚美辛	消炎痛、美达新	缓解关节炎疼痛和肿胀；软组织损伤和炎症；用于治疗偏头痛、痛经、手术后痛、创伤后痛等	片剂或胶囊剂：25mg	口服。 抗风湿：首剂量 25～50mg，一日 2～3 次，一日最大剂量不得超过 150mg。 镇痛：首剂量 25～50mg，继之 25mg，一日 3 次，直至疼痛缓解，可停药。 退热：每次 6.25～12.5mg，一日不超过 3 次
				缓释片：75mg	口服：每次 75mg，一日 1 次；或每日 75mg，一日 2 次
				乳膏：1％	外用：每次用 1.5～2g 涂于痛处，用手揉搓按摩，使药物渗入皮内，一日用药 2～3 次
6	萘丁美酮	萘普酮、瑞力芬	类风湿关节炎、骨关节炎	片剂或胶囊剂：0.5g	口服：每次 1.0g，一日 1 次。一日最大量为 2g，分 2 次服

四、呼吸系统用药

序号	通用名	商品名	适应证	制剂规格	用法用量
1	右美沙芬	美沙芬、普西兰、可乐尔、信力、科宁	适用于急、慢性呼吸系统疾病引起的干咳	溶液剂：0.20％	口服：成人每次 15ml，一日 3 次；儿童每公斤体重每日 1mg，分 3～4 次服用
				软胶囊：15mg	口服：成人每次 10～20mg，一日 3～4 次。小儿 2～6 岁，每次 2.5～5mg，一日 4 次；6～12 岁，每次 5～10mg，一日 3～4 次
				糖浆剂：10ml：15mg	口服：成人每次 10ml，一日 3 次，一日不得超过 40ml
				缓释片：30mg	口服：每次 30mg，一日 2 次

序号	通用名	商品名	适应证	制剂规格	用法用量
2	喷托维林	咳必清	适用于干咳及由上呼吸道感染引起的咳嗽	糖衣片:25mg 滴丸:25mg	口服:每次25mg,一日3～4次
				复方糖浆:含枸橼酸喷托维林20%	口服:每次10ml,一日3～4次
3	复方甘草合剂	复方甘草口服液	用于镇咳祛痰。	糖浆剂	口服:每次5～10ml,一日3次,服时摇匀
4	羧甲司坦	羧甲基半胱氨酸、美咳、金立爽百越、佳勃斯霜灵	用于慢性支气管炎,呼吸道感染等引起痰液稠厚、咳痰困难和痰阻气管等。还可用于小儿非化脓性中耳炎,有一定预防耳聋的效果	片剂:250mg	口服:成人首剂量0.75g,以后每次0.5g,一日3次;儿童2～5岁,每次0.06g～0.12g,一日4次,8～12岁,每次0.25g,一日3次
				泡腾散每包含羧甲基半胱氨酸0.25g	口服:将本品倒入杯内,然后倒入半杯(约50ml)80℃左右温开水,溶化,即可饮用
				口服溶液:10ml:0.2g,10ml:0.5g	口服:成人每次0.2g,一日3次;儿童每公斤体重每日30mg
5	溴己新	必嗽平	适用于黏慢性支气管炎等有黏稠痰液不易咳出的患者,口服易吸收	片剂:每片8mg	口服:每次8～16mg,一日3次
				气雾剂:每瓶14g	喷雾吸入:每次1～2喷,一日数次。可连用7～10天
6	沙丁胺醇	舒喘灵、喘乐宁、爱沙、全特灵、沙普尔、其苏、沙博特	用于治疗支气管哮喘或喘息型支气管炎等伴有支气管痉挛的呼吸道疾病	缓释胶囊:4mg,8mg 缓释片:8mg	口服:成人每次8mg,一日2次
				粉雾剂胶囊:每粒胶囊0.2mg,0.4mg	临用前,取胶囊1粒放入吸入器的棘孔槽内,压测按钮,胶囊被针棘孔,然后将口吸器放入口腔深部,用力吸气
				气雾剂:0.2%	有哮喘发作预兆或哮喘发作时,喷雾吸入。每次吸入1～2喷,必要时可4～8小时吸入1次,24小时内不宜超过8喷

序号	通用名	商品名	适应证	制剂规格	用法用量
7	克仑特罗	舒喘平、喘舒、克喘素	用于防治支气管哮喘及喘息型慢性支气管炎、肺气肿等呼吸系统疾病所致的支气管痉挛	栓剂:60μg	直肠给药,每次60μg(1粒),塞入肛门,一日2次
				片剂:20μg	口服,20～40μg/次,每日2～3次
				气雾剂:每瓶14g,含硫酸克仑特罗0.14mg	吸入:每次10～20μg,一日3～4次
8	丙卡特罗	美喘清、美普清、川迪	适用于支气管哮喘、喘息型支气管炎伴有支气管反应性增高的急性支气管炎、慢性阻塞性肺部疾病	片剂:2.5μg,50μg	口服:成人每次50μg,一日1次,睡前服用或一次50μg,一日2次,清晨及睡前服用。6岁以上儿童一次25μg,服用方法同成人。可依据年龄和体重适量增减
9	特布他林	博利康尼、叔丁喘宁、喘康速	支气管扩张药。用于支气管哮喘、慢性支气管炎、肺气肿和其他肺部疾病引起的支气管痉挛	片剂:2.5mg,5.0mg	口服:开始1～2周,每次1.25mg,一日2～3次。以后可加至每次2.5mg,一日3次。儿童按每公斤体重每日0.065mg,分3次服用
				喷雾剂:2.5ml:25mg	喷雾吸收每次0.375～0.5mg,约1～2喷,一日3～4次,严重病人每次可增至6喷,最大剂量不得超过24喷/24小时
10	茶碱	优喘平、茶喘平、希尔文、时尔文、安通	适用于支气管哮喘、喘息型支气管炎、阻塞性肺气肿等缓解喘息症状;也可用于心源性肺水肿引起的哮喘	片剂胶丸:0.1g,0.2g	口服:成人每次0.1～0.2g,一日0.3～0.6g。小儿每次按体重3～5mg/kg,一日3次
				缓释片胶囊:200mg	口服:每日给药1次,须从小剂量开始,逐渐增加用药量,最大用量不宜超过每日600mg
11	二羟丙茶碱	喘定、喘必灵	同上,尤适用于不能耐受茶碱的哮喘病例	片剂:0.2g	口服:成人常用量,一次0.1～0.2g,一日3次

序号	通用名	商品名	适应证	制剂规格	用法用量
12	色甘酸钠	宁敏、克乐净	预防哮喘发作,预防长年性或季节性过敏性鼻炎的发作	粉雾剂胶囊:每粒 20mg	干粉喷雾吸入:每次 20mg,一日 4 次。症状减轻后一日 2～3 次,维持量一日20mg
				气雾剂:每瓶 14g,内含色甘酸钠 0.7g	喷雾吸入:每次 20mg(喷一到二下),一日 3～4 次

五、循环系统用药

序号	通用名	商品名	适应证	制剂规格	用法用量
1	地高辛	强心素	用于充血性心力衰竭、阵发性或持久快速心室的房颤等	片剂:0.25mg 注射剂:2ml:0.5mg;1ml:0.25mg	口服:成人每次 0.125～0.5mg,全效量为 1～1.5mg,24 小时内分次服用;小儿 0.04～0.08mg/kg。 静注:参见说明书
2	美托洛尔	倍他乐克、托西尔康	用于 1～2 级高血压的治疗(常与利尿剂及其他降压药合用)。用于心绞痛、心肌梗死、室上性心律失常的治疗	片剂:50mg,100mg 胶囊剂:50mg 注射剂:2ml:5mg	口服:成人每日 50～200mg,在 1～2 周内逐渐递增至 0.1g,分 2 次服用(早晚)
3	维拉帕米	异搏停、异搏定、诺富生	室上性心动过速、心房扑动、心房颤动、心绞痛,兼有高血压、冠心病患者的心律失常	片剂:12.5mg,25mg,50mg,100mg	口服:每次 50～100mg,每日 1～2 次
4	胺碘酮	可达龙	用于室上性及室性心律失常、预激综合征伴有快速心律失常、频繁性早搏、急性心肌梗死等	片剂:100mg,200mg 胶囊剂:100mg,200mg 注射剂:3ml:150mg	口服:开始 0.2g/次,每日 3 次;一周后改为 0.2g/次,每 2 日一次;2 周后改为 0.2g/次,每日 1 次;长期服药,可每周服药 5 天,停药 2 天
5	奎尼丁		用于其他用药无效的心律失常患者,也可用于顽固的频发性房性早搏或房性、室性心动过速	片剂(胶囊):200mg 注射剂:0.5g(10ml)	口服:成人首次 0.2g,无反应者可继续使用。每次 0.2～0.3g,每日 3～4 次,极量每日 3g,分次给予
6	硝苯地平	硝苯吡啶、硝苯啶、海得、拜新同	原发性或肾性高血压防治心绞痛,尤其是变异性心绞痛	片剂(胶囊):10mg 缓释剂:10mg,20mg 控释片:30mg	口服:成人每次 10mg,每日 3 次,单剂最大量 30mg,一日 最大量 60mg。 口服:每次 20～30mg,一日 1～2 次

序号	通用名	商品名	适应证	制剂规格	用法用量
7	硝酸甘油	三硝酸甘油酯、耐绞宁、贴保宁	缓解心绞痛的发作,也用于充血性心衰、支气管哮喘、肾绞痛、胆绞痛等的治疗	片剂:0.3mg,0.5mg,0.6mg 注射剂:5～10mg	舌下含化,成人每次0.3～0.6mg,极量为每日2mg。 静脉滴注:参考说明书
8	利舍平	利血平	高血压	片剂:0.1mg,0.25mg 注射液:1ml:1mg,1ml:2.5mg	口服每次0.125～0.25mg 肌注或静注,参考说明书
9	复方降压片	北京降压0号	治疗轻、中度高血压	片剂:每片含利血平0.1mg,硫酸双肼屈嗪、氨苯碟啶各12.5mg,氯氮草3mg	口服,每次1片,每日1次,依病情增减
10	甲基多巴	爱道美	中、重度原发性或恶性高血压	片剂:125mg,250mg	口服,开始250mg/次,一日3次,维持量为一日0.5～2g,分2～4次服用
11	可乐定	可乐宁、欣无忧	中、重度高血压、伴有溃疡病、青光眼的高血压、偏头痛、血管性头痛	片剂:0.075mg,0.15mg 注射液:1ml:15mg 滴眼液	口服,开始每次0.1mg,每日2次,维持量0.1～0.2mg,每日2～4次。长期服药会出现耐受性,加利尿剂可增强疗效。为保证晚间血压,每天末次给药易在临睡前。停药必须在1～2周内逐渐减量。老年人使用本品须减量。服用本品期间免服酒精饮料
12	卡托普利	开博通、开富林	各类高血压、常规治疗无效的严重高血压及其他用药无效的心律衰竭	片剂:12.5mg,25mg 复方卡托普利片:每片含卡托普利10mg,氢氯噻嗪6mg	口服:开始25mg/次,一日3次;以后50mg/次,一日3次。 口服,1～2片/次,一日3～6片
13	尼群地平	舒麦特、资寿	各类高血压、脑血管病	片剂:10mg,20mg	口服,10mg/次,一日3次
14	吲哒帕胺	寿比山	轻、中度原发性高血压	片剂:2.5mg	口服:2.5mg/天,4周后需要时可增至每日5mg
15	非诺贝特	普鲁酯酚、美利普特	用于高脂蛋白血症的治疗	片剂:0.1g 胶囊剂:0.2g	口服:成人每次0.1g,每日3次。 口服:成人每次0.2g,每日1次

序号	通用名	商品名	适应证	制剂规格	用法用量
16	洛伐他汀	美降脂、乐福欣、海立之	用于原发性高胆固醇血症	片剂:10mg,20mg,40mg 胶囊剂:10mg,20mg	口服:初始剂量每次20mg,一日1次,晚餐时服用。最大剂量80mg/日。 用法用量同片剂
17	肾上腺素	副肾上腺素	用于过敏性休克、心脏骤停的抢救、支气管哮喘的治疗、控制出血等	注射液:0.5ml:0.5mg,1ml:1mg	皮下注射或肌内注射、静滴、心内注射:参考说明书。 局部出血:将浸有(1:20000～1:10000)溶液的纱布湿敷出血处
18	多巴胺	雅多普明	用于各种类型休克的抢救,尤其适用于肾功能不全患者的休克	注射液:2ml:20mg	参考说明书
19	尿激酶	雅激酶、洛欣	治疗血管栓塞,但对陈旧性血栓无效	注射液:100u,500u,5000u,1万u,10万u,20万u,25万u	参考说明书
20	辅酶Q10	能气朗,CoQ10	用于心、肝疾病的辅助治疗	注射液:2ml:5mg	参考说明书

六、泌尿系统用药

序号	通用名	商品名	适应证	制剂规格	用法用量
1	呋塞米	速尿	用于水肿性疾病,与其他药物合用治疗急性肺水肿和急性脑水肿等;预防急性肾功能衰竭;高血压症及高钙血症;急性药物中毒	片剂:20mg	成人:治疗水肿性疾病,起始剂量为口服20～40mg,每日1次,必要时6～8小时后追加20～40mg。 小儿:治疗水肿性疾病,起始按体重2mg/kg,口服,必要时每4～6小时追加1～2mg/kg
2	布美他尼	丁脲胺	同呋塞米	片剂:1mg	成人:治疗水肿性疾病或高血压,口服起始每日0.5～2mg,必要时每隔4～5小时重复,最大剂量每日可达10～20mg
3	氢氯噻嗪	双氢克脲噻	水肿性疾病,消除水肿;单独或与其他降压药联合应用,主要用于治疗原发性高血压、中枢性或肾性尿崩症	片剂:10mg,25mg	成人:治疗水肿性疾病,每次25～50mg,每日1～2次,或隔日治疗,或每周连服3～5日。治疗高血压,每日25～100mg,分1～2次服用,并按降压效果调整剂量

序号	通用名	商品名	适应证	制剂规格	用法用量
4	螺内酯	安体舒通	水肿性疾病;作为治疗高血压的辅助药物;原发性醛固酮增多症;预防低钾血症	片剂、胶囊剂:20mg	成人:治疗水肿性疾病,每次 40～120mg,分 2～4 次服用,至少连服 5 日。治疗高血压,开始每日 40～80mg,分次服用,至少 2 周
5	氨苯碟啶		主要用于水肿性疾病,也可用于治疗特发性水肿	片剂:50mg	成人:开始每日 25～100mg,分 2 次服用,最大剂量不超过每日 300mg
6	黄酮哌酯	泌尿灵、舒尔达	适用于尿频、尿急、尿痛、排尿困难及尿失禁等症状	片剂:0.2g	口服:一次 0.2g,一日 3～4 次或遵医嘱
7	特拉唑嗪	高特灵、马沙尼、阿美利特、曼欣琳	用于良性前列腺增生症,也可用于高血压	胶囊剂:2mg	良性前列腺增生,首剂剂量为 1mg,睡前服用,首次给药应密切观察病人的低血压反应。维持剂量:应逐渐增至 2mg、5mg 或 10mg,每日 1 次,直至获得满意疗效。常用剂量:10mg,每日 1 次,持续 4～6 周。除首次用药在睡前外,其他用药宜在早晨

七、神经系统及精神障碍药

序号	通用名	商品名	适应证	制剂规格	用法用量
1	苯巴比妥	鲁米那	治疗癫痫,对全身性及部分性发作均有效。也用于其他疾病引起的惊厥及麻醉前给药	片剂:15mg,30mg,0.1g	成人:催眠,30～100mg,晚上一次顿服;镇静,一次 15～30mg,每日 2～3 次;抗惊厥,每日 90～180mg,可在晚上一次顿服,或每次 30～60mg,每日 3 次
2	异戊巴比妥	阿米妥	主要用于催眠、镇静、抗惊厥和麻醉前给药	片剂:0.1g	成人:催眠,100～200mg,晚上一次顿服;镇静,一次 30～50mg,每日 2～3 次
3	地西泮	安定	用于抗焦虑、镇静、催眠和抗癫痫	片剂:2.5mg,5mg	成人:抗焦虑,一次 2.5～10mg,一日 2～4 次;镇静,一次 2.5～5mg,一日 3 次;催眠,5～10mg 睡前服

序号	通用名	商品名	适应证	制剂规格	用法用量
4	硝西泮	硝基安定	主要用于失眠症与抗惊厥。与抗癫痫药合用治疗癫痫	片剂:5mg	治疗失眠:5～10mg,睡前服用。抗癫痫:一次5～10mg,一日3次
5	阿普唑仑	佳静安定	主要用于焦虑、紧张、激动,也可用于催眠或焦虑的辅助用药,也可作为抗惊恐药,能缓解急性酒精戒断症状	片剂:0.4mg	成人常用量:抗焦虑,开始一次0.4mg,一日3次,用量按需递增。最大限量一日可达4mg。镇静、催眠:0.4～0.8mg,睡前服。抗惊恐:0.4mg,一日3次,用量按需递增,每日最大量可达10mg
6	苯海索	安坦	用于帕金森病、帕金森综合征,也可以用于药物引起的锥体外系疾患	片剂:2mg	帕金森病、帕金森综合征,开始一日1～2mg,以后每3～5日增加2mg,一般一日不超过10mg,分3～4次服用,须长期服用。药物诱发的锥体外系疾患,第一日2～4mg,分2～3次服用,以后视需要及耐受情况逐渐增加至5～10mg。老年患者应酌情减量
7	左旋多巴	左多巴	用于帕金森病和帕金森综合征	胶囊或片剂:0.25g	开始一次250mg,一日2～4次,饭后服用。以后视患者耐受情况,每隔3～7日增加一次剂量,增加范围为每日125～750mg,直至最理想的疗效为止
8	卡比多巴		与左旋多巴联合应用,用于帕金森病和帕金森综合征	片剂:25mg	一次10mg,一日3～4次。每隔1～2日逐渐增加每日剂量,一日最大剂量可达100mg
9	金刚烷胺	金刚胺	用于帕金森综合征、药物诱发的锥体外系疾患等	片剂或胶囊剂:0.1g	抗帕金森病、帕金森综合征,一次100mg,一日1～2次,一日最大剂量可达400mg
10	多巴丝肼片	美多巴	适用于帕金森病(原发性震颤麻痹)以及脑炎后、动脉硬化性或中毒性帕金森综合征	片剂:125mg	成人常用量,第一周一次125mg,一日2次,其后每隔一周,每日增加125mg,一般每日量不得超过1g,分3～4次服用

序号	通用名	商品名	适应证	制剂规格	用法用量
11	甲氯芬酯	健脑素	外伤性昏迷、酒精中毒、新生儿缺氧症、儿童遗尿症	胶囊剂：0.1g	成人：一次 0.1～0.2g，一日 3 次，至少服用一周。儿童：一次 0.1g，一日 3 次，至少服用 1 周

八、眼科用药

序号	通用名	商品名	适应证	制剂规格	用法用量
1	醋酸可的松	皮质素	用于过敏性结膜炎	滴眼剂：15mg×3ml	将本药滴于结膜囊内，一次 1～2 滴，一日 3～4 次。用前摇匀
				眼膏剂：0.5％,0.25％	涂于眼睑内，一日 2～3 次，最后一次易在睡前使用
2	色甘酸钠	宁敏	用于过敏性结膜炎、春季卡他性结膜炎	滴眼剂：8ml:0.16g	每次 1～2 滴，每天 4 次，重症者可增加至 6 次
3	卡替洛尔	美特朗、美开朗	对原发性开角型青光眼具有良好的降低眼内压的疗效	滴眼剂：5ml:50mg 5ml:100mg	一日 2 次，一次 1 滴。滴于结膜囊内，滴后用手指压迫内眦角泪囊部 3～5 分钟
4	噻吗洛尔	青眼露	用于青光眼	滴眼剂：0.25％	一日 1 次，一次 1 滴。滴于结膜囊内，滴后用手指压迫内眦角泪囊部 3～5 分钟。如与其他滴眼药合用，用本药前间隔 10 分钟
5	毛果芸香碱	乐青	用于急性闭角型青光眼、慢性闭角型青光眼、开角型青光眼、继发性青光眼等。眼睛检查后滴眼以抵消睫状肌麻痹或扩瞳药的作用	滴眼剂：5ml:0.1g	慢性青光眼，0.5％～4％溶液一次 1 滴，一日 1～4 次。急性闭角型青光眼急性发作期，1％～2％溶液一次 1 滴，每 5～10 分钟滴眼一次，3～6 次后每 1～3 小时滴眼 1 次，直至眼压下降。对抗散瞳作用，1％溶液滴眼 1 滴，一日 2～3 次

九、维生素类药物

序号	通用名	商品名	适应证	制剂规格	用法用量
1	维生素 A	视黄醇	用于维生素 A 缺乏症,如夜盲症、干眼病、角膜软化症和皮肤干燥等	软胶囊:2.5 万单位/粒	严重缺乏症:口服成人每日 10 万单位,3 日后改 5 万单位,给药 2 周,然后每日 1 万到 2 万单位,再用药 2 月。轻度缺乏症:每日 3 万~5 万单位,分 2~3 次口服,好转后减量
2	维生素 E	来益	仅用于棘红细胞增多症或吸收不良综合征	胶囊剂:5mg,50mg,100mg	一次 10~100mg,一日 2~3 次
3	维生素 B_1	硫胺	适用于维生素 B_1 缺乏的脚气治疗。亦可用于维生素 B_1 缺乏引起的周围神经炎、消化不良等	片剂:5mg,10mg,50mg	成人重型脚气病,一次 50~100mg,每天 3 次;小儿重型脚气病,每日 10~25mg
4	维生素 B_2	核黄素	口角炎、舌炎、唇炎、眼角膜炎和阴囊炎等	片剂:2mg,5mg,10mg	成人每日的需要量为 2~3mg
5	维生素 B_6	吡哆素	适用于维生素 B_6 缺乏的预防和治疗,防治异烟肼中毒;也可用于妊娠、放射病及抗癌药所致的呕吐、脂溢性皮炎等	注射剂:1ml:25mg 1ml:50mg 2ml:200mg	参考说明书
6	维生素 B_{12}	钴胺素	主要用于巨幼红细胞性贫血,也可用于神经炎的辅助治疗	注射剂:1ml:0.05mg 1ml:0.1mg 1ml:0.25mg 1ml:0.5mg 1ml:1mg	参考说明书
7	维生素 C	高喜,果味 VC,力度伸	用于治疗坏血病,也可用于各种急慢性传染疾病及紫癜等辅助治疗,以及慢性铁中毒及特发性高铁血红蛋白症的治疗	注射剂:2ml:0.1g,2ml:0.25mg,5ml:0.5g,20ml:2.5g	参考说明书
				泡腾片剂:0.5g,1g	一次 0.5~1g,一日 2 次,溶于温水中口服
				片剂:25mg,50mg,100mg	1 次 500~100mg,一日 3 次

十、抗寄生虫药

序号	通用名	商品名	适应证	制剂规格	用法用量
1	氯喹		治疗疟疾、阿米巴病	注射剂:5ml	参考说明书
2	甲硝唑	甲硝基羟乙唑、灭滴灵、米尔脱	用于厌氧菌感染和多种原虫感染的治疗	胶囊剂:0.2g 栓剂	口服:成人原虫感染,肠道阿米巴病:一次 0.4～0.6g,一日 3 次,疗程 7 日。肠道外阿米巴病:一次 0.6～0.8g,一日 3 次,疗程 20。贾第虫病:一次 0.4g,一日 3 次,疗程 5～10 日。麦地那龙线虫病:一次 0.2g,疗程 7 日。小袋虫病:一次 0.2g,一日 2 次,疗程 5 日。皮肤利什曼病:一次 0.2g,一日 4 次,疗程 10 日,间隔 10 日后重复一疗程。滴虫病:一次 0.2g,一日 4 次,疗程 7 日;可同时用栓剂,每晚 0.5g,置入阴道内,连用 7～10 日。 小儿常用量:阿米巴病:一日按体重 35～50mg/kg,分 3 次口服,疗程 10 日;滴虫病、小袋虫病、麦地那龙线虫病、贾第虫病:一日按体重 15～25mg/kg,分 3 次口服,疗程 10 日
3	左旋咪唑	肠虫净	对钩虫、蛔虫、蛲虫和粪类圆线虫病有较好疗效。对班氏丝虫、马来丝虫和盘尾丝虫成虫的活性较乙胺嗪为高,但远期疗效较差	糖浆剂:100ml:0.8g 500ml:4.0g 2000ml:16g	驱蛔虫:成人 1.5～2.5mg/kg,空腹或睡前顿服;小儿剂量为 2～3mg/kg。驱钩虫:口服,一日 1.5～2.5mg/kg,每晚一次,连服 3 日。丝虫病:4～6mg/kg,分 2～3 次服,连服 3 日
				栓剂:50mg,100mg,150mg	直肠给药,治蛲虫、蛔虫病:1 岁内用 50mg,1～3 岁内用 75mg,3～5 岁内用 100mg,5～10 岁内用 150mg,一次 1 粒,一日 1 次,连服 3 天为一疗程。治钩虫病:1～4 岁用 25mg,5～12 岁用 50mg,13～15 岁用 100mg,一次 1 粒,一日 1 次,连服 3 天为一疗程

序号	通用名	商品名	适应证	制剂规格	用法用量
4	阿苯达唑	肠虫清	本药为广谱驱虫药,除用于治疗钩虫、蛔虫、鞭虫、蛲虫、施毛虫等线虫外,还可用于治疗囊虫和包虫病	片剂或胶囊剂:0.1g,0.2g,0.4g	成人:蛔虫及蛲虫病,一次400mg顿服;钩虫病、鞭虫病,一次400mg,一日2次,连服3日;囊虫病,按体重每日20mg/kg,分3次服用,10日为1个疗程,一般需1~3个疗程。疗程间隔视病情而定,多为3个月。小儿用量:12岁以下小儿用量减半

十一、抗过敏药

序号	通用名	商品名	适应证	制剂规格	用法用量
1	苯海拉明	苯那君	皮肤黏膜的过敏,如荨麻疹、血管神经性水肿、过敏性鼻炎、皮肤瘙痒症、药疹,对虫咬症和接触性皮炎也有效;晕动病的防治,有较强的镇吐作用;帕金森病和锥体外系症状;镇静;催眠;加强镇咳药的作用,适用于感冒或过敏所致咳嗽	片剂:25mg	成人常用量:饭后口服,一次25~50mg,一日2~3次。用于防治晕动病时,宜于旅行前1~2小时,最少30分钟前服
2	特非那定	敏迪、德敏功	用于季节性和非季节性过敏性鼻炎、荨麻疹及枯草热的治疗	片剂:60mg	成人常用量:口服,一次30~60mg,一日2次

附录3　药品的不良反应与注意事项

一、抗感染药

(一)抗生素

序号	通用名	类别	不良反应	使用注意事项
1	青霉素	青霉素类	轻者:皮疹、瘙痒、发热; 重者:过敏性休克、接触性皮炎、喉头水肿、间质性肾炎。	1. 本品易发生过敏反应,用前先做皮试。 2. 对青霉素及其他青霉素类抗生素过敏者禁用。 3. 注射用青霉素钾肌注疼痛,可用0.25%盐酸利多卡因注射液作溶剂,能显著减少疼痛。 4. 青霉素钾不可静脉推注和快速滴注,大剂量易导致高血钾症,高钾血症者禁用;本品不宜空腹注射,因空腹注射易致昏厥。 5. 哮喘、湿疹、肝肾功能不全者慎用。
2	青霉素 V	青霉素类	轻者:口服有时会出现恶心、呕吐、腹胀等消化道症状; 重者:会引起水肿、呼吸困难、排尿困难、严重腹泻、皮肤黄染、过敏性休克、肝炎等。	同青霉素。 可降低口服避孕药的有效性而导致妊娠。 服用本品时宜采用其他避孕措施。
3	氨苄西林纳	青霉素类	过敏反应,轻者:皮疹、瘙痒、发热;重者:严重皮疹、肠炎、过敏性休克、转氨酶升高等。	过敏反应较其他青霉素高,用前须做青霉素皮试。临用前溶解(本品溶解后放置时间越久,越易引起过敏反应)。其他事项同青霉素。
4	阿莫西林	青霉素类	轻者:出现消化道症状(恶心、呕吐、腹泻等); 重者:引起肿胀、呼吸困难、发烧、口腔溃疡、咽痛、血样腹泻等。	过敏反应同青霉素。
5	头孢氨苄	头孢菌素类	轻者:恶心、呕吐、腹痛、腹泻、头晕、乏力等; 重者:舌头发黑、呼吸困难、发热、瘙痒、关节痛、严重腹泻、异常淤血、手脚震颤等。	对本品过敏者禁用,对青霉素类药物过敏者慎用,肾功能不全者减量空腹服用。
6	头孢拉定	头孢菌素类	较低的肾毒性;少数有胃肠道反应、皮疹等,其他同头孢氨苄。	肠炎患者须确诊后使用,以免引起伪膜性肠炎。对头孢类过敏者禁用。其他同头孢氨苄。
7	头孢克洛	头孢菌素类	可见一过性转氨酶升高和可逆性间质性皮炎,其他同头孢氨苄。	对本品过敏者禁用,对其他头孢菌素及青霉素类过敏者、严重肾功能损害者、结肠炎患者慎用,长期应用产生二重感染。

序号	通用名	类别	不良反应	使用注意事项
8	头孢羟氨苄	头孢菌素类	同青霉素。	对本品过敏者禁用,妊娠与哺乳期妇女禁用。 对其他头孢菌素及青霉素类过敏、严重肾功能损害者、结肠炎患者慎用,长期应用产生二重感染。 其他同头孢氨苄。
9	红霉素	大环内酯类	轻者:胃肠道反应(恶心、呕吐、腹泻、食欲减退、疲乏等); 重者:发烧、听力减退、皮肤黄染等。	对本品及其他大环内酯类抗生素过敏者禁用。 妊娠、哺乳期妇女慎用。 眼膏剂使用中出现瘙痒肿胀时立即停药。
10	琥乙红霉素	大环内酯类	同红霉素。	严重肝损害者禁用。 肝功能不全者、妊娠及哺乳期妇女慎用。 其他同红霉素。
11	罗红霉素	大环内酯类	轻者:有恶心、呕吐、腹痛、头晕、瘙痒等不良反应; 重者:可出现一过性转氨霉升高,药物热、呼吸短促、紫癜、血管神经性水肿等。	对本品及其他大环内酯类抗生素过敏者禁用。 肝功能不全者、妊娠和哺乳期妇女慎用。 避免与麦角生物碱及其衍生物西沙必利、特非那定、酮康唑合用。 与牛奶共进可增加其生物利用度。
12	克拉霉素	大环内脂类	轻者:可产生胃肠道不适、腹泻、头痛、皮疹、转氨酶升高,偶见胆汁郁积性肝炎、二重感染等; 重者:引起中枢系统症状(焦虑、头晕、失眠、幻觉、发烧、听力丧失)。	1. 对本品或其他大环内酯类抗生素过敏者、严重肝功能损害者、妊娠妇女禁用。 2. 心律失常、心动过缓、缺血性心脏病、充血性心衰、肝功能损害、肾功能严重损害者、哺乳期妇女慎用。
13	阿奇霉素	大环内脂类	轻者:可有恶心、腹胀、腹泻、头痛、头晕等; 重者:出现发烧、心悸、呼吸短促、头颈部肿胀、咽喉痛、阴道瘙痒、异常出血、皮肤眼睛黄染等。	1. 对本品或其他大环内酯类抗生素过敏者、严重肝功能损害者禁用。 2. 对严重肾功能损害者、妊娠及哺乳期妇女慎用。 3. 肺炎治疗中,只用于肺炎链球菌和流感嗜血杆菌引起的社区获得性肺炎的门诊病人的口服药治疗。 4. 遇到超剂量服用时,可采用洗胃措施。
14	庆大霉素	氨基糖苷类	轻者:胃肠道反应; 重者出现耳鸣、视物模糊、四肢麻木、呼吸困难、眩晕、无力等现象。	1. 对本品及其他氨基糖苷类抗生素过敏者及妊娠妇女禁用。 2. 重症肌无力、肾功能损害者、帕金森病及哺乳期妇女慎用。 3. 本品静脉滴注要缓慢,防止呼吸停止。 4. 本品对链球菌感染无效。

序号	通用名	类别	不良反应	使用注意事项
15	四环素	四环素类	胃肠道反应(恶心、呕吐、气胀、厌食、腹泻);长期大剂量使用可引起二重感染及 B 族、K 族维生素缺乏、肝脏损害。	1. 不宜与青霉素联用。 2. 不能与牛奶、卤素、碳酸氢钠、多价金属的药品同服。 3. 孕妇、哺乳期妇女、8 岁以下儿童禁用。 4. 肝肾功能不全者慎用。
16	米诺环素	四环素类	同盐酸四环素。	服药时多饮水,以免引起食管溃疡。其他同盐酸四环素。
17	氯霉素	氯霉素类	不良反应较严重:过敏反应、造血系统抑制、神经系统毒性、二重感染、早产儿或新生儿用大剂量后产生循环衰竭。	1. 妊娠及哺乳期妇女、精神病患者、早产儿、新生儿及肝功能损害者禁用。 2. 老年人及肾功能不全者慎用。 3. 使用中应经常进行血常规和骨髓检查。
18	林可霉素	林可霉素类	轻度为消化道反应,大量应用可引起血压下降、心电图改变、呼吸停止、白细胞减少、血小板减少等。	1. 孕妇禁用。 2. 哺乳期妇女、新生儿、念珠菌感染者禁用。 3. 肝功能不全者慎用。 4. 肾功能不全者、哮喘及过敏史者慎用。 5. 长期用药患者应进行肝功能和血液常规检查,出现血液转氨酶升高或出现可逆性白细胞、中性粒细胞减少症者应停药。
19	克林霉素	林可霉素类	胃肠道反应、长期使用引起伪膜性肠炎、有过敏性皮疹。	1. 不能通过血脑屏障,不能治疗脑膜炎。 2. 与红霉素有拮抗作用,不能联用。 3. 肝功能不全者、孕妇、哺乳期妇女慎用。 4. 对林可霉素过敏者禁用。

(二)合成抗菌药

序号	通用名	类别	不良反应	使用注意事项
1	诺氟沙星	喹诺酮类	本品毒副作用较小,偶见转氨酶升高、口角炎、心悸等。	1. 对本品过敏者禁用。 2. 胃溃疡患者、孕妇、严重肾功能不全者慎用。
2	环丙沙星	喹诺酮类	不良反应同诺氟沙星,但比它少而轻。	1. 不宜同氨茶碱、丙磺舒等合用。 2. 孕妇、哺乳期妇女、儿童禁用。
3	氧氟沙星	喹诺酮类	恶心、呕吐、头痛、发热等,严重时出现焦虑、坐立不安、严重腹泻等。	1. 对本品及其他喹诺酮类过敏者、妊娠和哺乳期妇女、小儿、癫痫患者禁用。 2. 严重肝、肾功能不全和血管硬化者慎用。

序号	通用名	类别	不良反应	使用注意事项
4	复方磺胺甲噁唑	磺胺类	恶心、呕吐、腹泻,重者引起结晶尿、血尿、尿毒症、再生障碍性贫血、肝功能损害等。本品与其他磺胺类药物有交叉过敏反应。	1. 特别要注意的是复方磺胺甲噁唑易引起过敏反应,甚至过敏性休克,对磺胺类药过敏者、严重肝肾功能损害者、血液病患者、新生儿、妊娠妇女禁用。 2. 哺乳期妇女、葡萄糖-6-磷酸脱氢酶缺乏患者、肝功能损害者慎用。
5	甲硝唑	硝基咪唑类	轻者:恶心、呕吐、头痛、失眠、肢体麻木、可逆性白细胞下降、口干、便秘; 重者:引起基因突变、惊厥、潮红、关节痛、溃疡、手麻等。	1. 对本品及其他咪唑类药物过敏者、哺乳期妇女、妊娠3个月内的妇女、中枢神经系统疾病、血液病患者禁用。 2. 恶液质者慎用。

(三)抗结核药

序号	通用名	类别	不良反应	使用注意事项
1	异烟肼	抗结核病药	轻者:出现恶心、呕吐、腹痛等症状; 重者:可引起记忆力减退、黄疸等肝损害。	1. 有交叉过敏反应。 2. 对本品及对烟酸等过敏者禁用。 3. 妊娠、哺乳期妇女、精神病、肝肾功能损害者慎用。
2	链霉素	抗结核病药	轻者:有口麻、四肢麻等一时性症状,对肾脏轻度损害,可引起蛋白尿等; 重者:有耳毒性、不可逆耳聋、药物性肺炎、急性喉头水肿、过敏性休克等。	1. 一旦出现耳聋、眩晕、听力减退等应立即停药。 2. 不能与其他氨基糖苷类抗生素联用,避免增加毒副作用。 3. 引起过敏性出血性紫癜时应立即停药,并给予大量维生素治疗。

(四)抗病毒药物

序号	通用名	类别	不良反应	使用注意事项
1	阿昔洛韦	抗病毒药	不良反应较其他抗病毒药少。偶有头痛、关节痛、恶心、呕吐、腹泻等。严重者也可引起贫血、血尿、低血压、水肿、结晶尿、肝功能损害等。	1. 输液时必须输入适量的水,以免结晶影响肾功能。 2. 对本品过敏者禁用。 3. 肾功能不全、孕妇、小儿、哺乳期妇女慎用。
2	利巴韦林	抗病毒药	有时有口渴、便稀、白细胞下降等副作用,大量长期使用可致贫血和免疫抑制;胃肠道出血,血清胆红素升高等。	1. 对本品过敏者及孕妇禁用。 2. 贫血患者及哺乳期妇女慎用。

(五)抗真菌药物

序号	通用名	类别	不良反应	使用注意事项
1	克霉唑	抗真菌药	毒性大,偶见过敏反应。少数患者有谷丙转氨酶升高现象。	1. 仅供局部应用。 2. 肝病、肾上腺皮质功能减退者慎用。
2	咪康唑	抗真菌药	局部刺激、消化道反应、皮疹、皮肤瘙痒、头晕等反应;快速静滴易引起心律不齐,严重者停止呼吸和心跳。	1. 静滴时必须稀释,并注意静滴速度不能太快。 2. 外用制剂若出现局部红肿,应立即停药。 3. 对本品过敏者禁用。

二、消化系统药

(一)治疗胃炎及消化性溃疡病药

序号	通用名	类别	不良反应	使用注意事项
1	氢氧化铝	抗酸药	长期服用引起便秘,严重时甚至发生肠梗阻。	1. 作用强度因不同的氢氧化铝制剂在酸中溶解度的差别而有较大差异。 2. 因不易吸收故不会引起碱血症,但能减少肠道磷酸盐的吸收。 3. 与三硅酸镁交替使用,以防便秘。长期便秘史者慎用。 4. 治疗胃出血时,宜用凝胶剂,因片剂可能与血液凝成块状物而阻塞肠道。 5. 不宜与四环素类药品同用。
2	雷尼替丁	H_2 受体拮抗剂	1. 常见的有恶心、皮疹、便秘、乏力、头痛、头晕等。 2. 与西咪替丁相比,损伤肾功能、性腺功能和中枢神经的不良反应较轻。 3. 少数患者服药后引起轻度肝功能损伤,停药后症状即消失,肝功能也恢复正常。 4. 长期服用可因持续降低胃液酸度而利于细菌在胃内繁殖,从而使食物内硝酸盐还原为亚硝酸盐,形成 N-亚硝基化合物。	1. 孕妇及哺乳期妇女禁用;8 岁以下儿童禁用;对本药过敏者禁用。 2. 疑为癌性溃疡者,使用前应先明确诊断,以免延误治疗。 3. 对肝有一定毒性,但停药后即可恢复。 4. 肝功能不全者及老年患者,偶见服药后出现定向障碍、嗜睡、焦虑等精神状态。 5. 肝肾功能不全患者慎用。 6. 男性乳房女性化少见,其发病率随年龄的增加而升高。 7. 可降低维生素 B_{12} 的吸收,长期使用可致维生素 B_{12} 缺乏。 8. 老年人的肝肾功能降低,为保证用药安全,剂量应进行调整。

序号	通用名	类别	不良反应	使用注意事项
3	奥美拉唑	质子泵抑制剂	腹泻、头痛、恶心、腹痛、胃肠胀气及便秘,偶见血清氨基转氨酶增高、皮疹、眩晕、嗜睡、失眠等,通常较轻微,可自动消失,与剂量无关。长期治疗未见严重的不良反应,但在有些病症中可发生胃黏膜细胞增生和萎缩性胃炎。	1. 对本药过敏者、严重肾功能不全者及婴幼儿禁用。 2. 治疗胃溃疡时,应首先排除溃疡型胃癌的可能,因用本药治疗可减轻症状,从而延误治疗。 3. 肝肾功能不全者慎用。 4. 肠溶片服用时请注意不要嚼碎,以防止药物颗粒过早在胃内释放而影响疗效。 5. 孕妇一般不用,对哺乳期妇女也应慎用。 6. 婴幼儿禁用。
4	硫糖铝	胃黏膜保护剂	较常见的是便秘,个别患者可出现口干、恶心、皮疹、胃痉挛等,发生胃痉挛时可与适当的抗胆碱能药物合用。	1. 本药须空腹时服用,嚼碎与唾液搅和或研成粉末后服下能发挥最大疗效。 2. 本药短期治疗即可使溃疡完全痊愈,但痊愈后仍可能复发。对严重十二指肠溃疡效果差。应配合内窥镜或X射线检查观察溃疡愈合情况。 3. 本药如必须与制酸药合用,制酸药应在硫糖铝服后1小时给予。 4. 长期大剂量服用本药,可能会造成体液中磷的缺乏,因此甲状腺功能亢进、佝偻病等低磷血症病人不宜长期服用。 5. 本药连续应用不宜超过8周。 6. 孕妇需慎用,可能会经母乳排出;哺乳期妇女应慎用。
5	枸橼酸铋钾	胃黏膜保护剂	无明显不良反应。服药期间舌苔及大便呈灰黑色,停药后即自行消失。	1. 严重肾功能不全者禁用。 2. 服药时不得同时食用高蛋白饮食(如牛奶等)。 3. 孕妇禁用。 4. 不得与抗酸药同时服用。

(二)胃肠道解痉药及胃动力药

序号	通用名	类别	不良反应	使用注意事项
1	丁溴酸东莨菪碱	胃肠道解痉药	可出现口渴、视力调节障碍、嗜睡、心悸、面部潮红、恶心、呕吐、眩晕、头痛等反应。	1. 严重心脏病、器质性幽门狭窄或麻痹性肠梗阻患者禁用;青光眼、前列腺肥大患者慎用。 2. 应用本药后出现过敏反应时应停药。 3. 对于血压偏低者应用本药时,应注意防止产生体位性低血压。 4. 皮下或肌注时要注意避开神经与血管,如需反复注射应不在同一部位,宜左右交替注射。 5. 禁与碱、碘及鞣酸配伍。 6. 老年人用前应排除心脏病和前列腺肥大等病史。

序号	通用名	类别	不良反应	使用注意事项
2	溴化丙胺太林	胃肠道解痉药	口干、视力模糊、排尿困难、便秘、头痛、心悸等。	手术前及青光眼患者禁用。
3	多潘立酮	胃动力药	1. 偶见瞬时性轻度腹部疼挛; 2. 有时血清泌乳素水平会升高,但停药后即可恢复正常。	1.孕妇慎用。 2.不能排除对1岁以下婴儿产生中枢副作用的可能性。
4	西沙必利	胃动力和止吐药	1. 可能发生瞬时性腹部疼挛、腹鸣和腹泻,应酌减剂量。 2. 偶有过敏,轻者短暂的头痛或头晕以及与剂量相关的尿频。	1. 对本药过敏者禁用。 2. 禁止同时口服或非肠道服用酮康唑、伊曲康唑、咪康唑、氟康唑、红霉素、克拉霉素或醋竹桃霉素。 3. 因胃肠道运动增加可造成危害的患者,必须慎用。 4. 在肝肾功能不全时,建议开始日用量减半,这一剂量可根据治疗效果及可能的副作用适当调整。 5. 不影响精神运动性功能,不引起镇静和嗜睡。可加速中枢神经系统抑制剂的吸收,如巴比妥酸盐、酒精等,因此同时给予应慎用。 6. 建议哺乳妇女勿用。 7. 在老年人,稳态血浆浓度一般会增高,故治疗剂量应酌减。 8. 本品为处方药。
5	甲氧氯普胺	胃动力药和止吐药	1. 较常见的不良反应为昏睡、烦躁不安、疲乏无力。 2. 少见的反应有乳腺肿痛、恶心、便秘、皮疹、腹泻、睡眠障碍、眩晕、严重口渴、头痛、容易激动。 3. 用药期间出现乳汁增多,由于催乳素的刺激所致。 4. 大剂量长期应用可能因阻断多巴胺受体,使胆碱能受体相对亢进而导致锥体外系反应(特别是年轻人),可出现肌震颤、发音困难、共济失调等。	1. 下列情况禁用:(1)对普鲁卡因或普鲁卡因胺过敏者;(2)癫痫发作的频率与严重性均可因用药而增加;(3)胃肠道出血、机械性肠梗阻或穿孔,可因用药使胃肠道的动力增加,病情加重;(4)嗜铬细胞瘤可因用药出现高血压危象;(5)不可用于因行化疗或放疗而呕吐的乳腺癌患者。 2. 下列情况慎用:(1)肝功能衰竭时,丧失了与蛋白结合的能力;(2)肾衰,即重症慢性肾功能衰竭使锥体外系反应危险性增加,用量减少;(3)醛固酮与血清催乳素浓度可因甲氧氯普胺的使用而升高;(4)严重肾功能不全患者剂量至少须减少60%,这类患者容易出现锥体外系症状;(5)因本药可降低西咪替丁的口服生物利用度,若两药必须合用,间隔时间至少要1小时。 3. 有潜在致畸作用,孕妇不宜应用;哺乳期少乳者可短期用之以催乳。小儿不宜长期应用。 4. 老年人不能长期大量应用,否则容易出现锥体外系症状。

(三)泻药和止泻药

序号	通用名	类别	不良反应	使用注意事项
1	酚酞	泻药	由酚酞引起的过敏反应临床上罕见,偶能引起皮炎、药疹、瘙痒、灼痛及肠炎、出血倾向等。	1. 阑尾炎、直肠出血未明确诊断、充血性心力衰竭、高血压、粪块阻塞、肠梗阻者禁用。 2. 长期应用可使血糖升高、血钾降低。 3. 长期应用可引起对药物的依赖性。 4. 孕妇慎用,哺乳期妇女禁用。幼儿慎用,婴儿禁用。
2	地芬诺酯	止泻药	不良反应少见,服药后偶见口干、恶心、呕吐、头痛、嗜睡、抑郁、烦躁、失眠、皮疹、腹胀及肠梗阻等,减量或停药后消失。	1. 严重溃疡性结肠炎患者有发生中毒性巨结肠可能,应禁用。 2. 肝硬化、黄疸患者可诱发肝性脑病,应慎用。 3. 长期应用时可产生依赖性,只宜用常量短期治疗,肝病患者及正在服用成瘾性药物患者宜慎用。 4. 腹泻早期和腹胀者应慎用。 5. 本药降低肠运动,推迟病原体的排除,不能用作细菌性腹泻的基本治疗药物。 6. 有致畸作用,孕妇禁用;哺乳期妇女亦应慎用。 7. 新生儿和幼儿可引起呼吸抑制,故2岁以下小儿禁用。
3	洛哌丁胺	止泻药	不良反应轻,可出现过敏反应如皮疹等,消化道症状如口干、腹胀、食欲不振、胃肠痉挛、恶心、呕吐、便秘、以及头晕、头痛、乏力等。	1. 禁用于2岁以下儿童。 2. 禁用于伴有高热和脓血便的急性菌痢。 3. 应用广谱抗生素引起的伪膜性肠炎病人禁用。 4. 对于伴有肠道感染的腹泻,必须同时应用有效抗生素治疗。 5. 不应用于需要避免抑制肠蠕动的患者,尤其是肠梗阻、胃肠胀气或便秘的患者。 6. 腹泻患者常发生水和电解质丧失,应适当补充水和电解质。 7. 用药过程中出现便秘或48小时仍无效者应停药。 8. 本药全部由肝脏代谢,肝功能障碍者,可导致体内药物相对过量,应注意中枢神经系统中毒反应。 9. 孕妇和哺乳期妇女慎用。 10. 5岁以下儿童不宜使用。老年患者中有习惯性便秘者慎用,用量酌加控制。

(四)肝胆辅助药

序号	通用名	类别	不良反应	使用注意事项
1	苯丙醇	利胆药	不良反应极少,可长期服用。偶有胃部不适,停药后消失。	胆道完全阻塞者禁用。
2	去氢胆酸	利胆药	轻微。	胆道完全阻塞者及肝肾功能不全者禁用。
3	熊去氧胆酸	利胆药	轻微。	胆道完全阻塞者及肝肾功能不全者及孕妇禁用。

(五)助消化药

序号	通用名	类别	不良反应	使用注意事项
1	胰酶	助消化药	未见明显不良反应。	1. 本药在酸性条件下易被破坏,服用时不可嚼碎。 2. 对本药过敏者禁用。
2	干酵母	助消化药	过量服用可致腹泻。	1. 本药不能与碱性药物合用,否则B族维生素可被破坏。 2. 如正在服用其他药品,使用本药前咨询医师或药师。

三、解热镇痛抗炎药

序号	通用名	类别	不良反应	使用注意事项
1	阿司匹林	解热镇痛药	1. 消化系统:常见的有恶心、呕吐、上腹部不适或疼痛(由于本药对胃黏膜的直接刺激引起)等胃肠道反应,停药后多可消失。长期或大剂量服用可有胃肠道出血或溃疡。 2. 中枢系统:出现可逆性耳鸣、听力下降。 3. 过敏反应:表现为哮喘、荨麻疹、血管神经性水肿或休克。多为易感者,服药后迅速出现呼吸困难,严重者可致死亡,称为阿司匹林哮喘。 4. 肝肾功能损害,与剂量大小有关,损害均是可逆性的,停药后可恢复。	1. 下列情况应禁用:活动性溃疡病或其他原因引起的消化道出血;血友病或血小板减少症;有阿司匹林或其他非甾体抗炎药过敏史者,尤其是出现哮喘、神经血管性水肿或休克者。 2. 下列情况应慎用:有哮喘及其他过敏性反应时;痛风(影响其他排尿酸药的作用,小剂量时可能引起尿酸滞留);肝肾功能减退及心功能不全者,血小板减少者。本药易于通过胎盘,应用一般治疗剂量尚未发现不良反应。孕妇慎用。本药可在乳汁中排泄,哺乳期妇女慎用。 小儿患者,尤其有发热及脱水者,易出现毒性反应。 老年患者由于肾功能下降服用本药易出现毒性反应。

序号	通用名	类别	不良反应	使用注意事项
2	对乙酰氨基酚	解热镇痛药	偶尔可引起恶心、呕吐、出汗、腹痛、皮肤苍白等，少数病例可发生过敏性皮炎（皮疹、皮肤瘙痒等）、粒细胞缺乏、血小板减少、高铁血红蛋白症、贫血、肝肾功能损害等，很少引起胃肠道出血。	1. 严重肝肾功能不全患者及对本药过敏者禁用。 2. 酒精中毒、患肝病或病毒性肝炎时，本药又增加肾毒性的危险，应慎用。 3. 肾功能不全者长期大量使用本药，有增加肾脏毒性的危险，应慎用。 4. 因疼痛服用此药时，不得连续使用 5 天以上，退热治疗不得超过 3 天。 5. 服用本药后出现红斑或水肿症状应立即停药。 6. 本药仅为对症治疗药，在使用的同时，应尽可能进行病因治疗。 7. 可透过胎盘和在乳汁中分泌，故孕妇及哺乳期妇女不推荐使用。 8. 3 岁以下儿童，应避免使用。 9. 老年患者应用该药易发生不良反应，应慎用或适当减量使用。
3	布洛芬	解热镇痛抗炎药	1. 消化道症状包括消化不良、胃烧灼感、胃痛、恶心、呕吐，出现于 16% 长期服用者，停药后上述症状消失，不停药者大部分亦可耐受。 2. 神经系统症状如头痛、嗜睡、晕眩、耳鸣少见，出现在 1%～3% 患者。 3. 用药期间如出现胃肠出血，肝、肾功能损害，视力障碍、血象异常以及过敏反应等情况，即应停药。	1. 对阿斯匹林或其他非甾体类抗炎药过敏者对本药可有交叉过敏反应，对阿司匹林过敏的哮喘者，禁用本药。 2. 孕妇及哺乳期妇女不宜用。 3. 对血小板聚集有抑制作用，可使出血时间延长，但停药 24 小时即可消失。 4. 有下列情况者应慎用：原有支气管哮喘者，用药后可加重。心功能不全、高血压，用药后可致水潴留、水肿。血友病或其他出血性疾病（包括凝血障碍及血小板功能异常），用药后出血时间延长，出血倾向加重。有消化道溃疡病史者，应用本药时易出现胃肠道副作用，包括产生新的溃疡。肾功能不全者用药后肾脏不良反应增多，甚至导致肾功能衰竭。长期用药时应定期检查血象及肝、肾功能。
4	萘普生	解热镇痛抗炎药	1. 注射部位疼痛。 2. 皮肤瘙痒、呼吸短促、呼吸困难、哮喘、耳鸣、下肢水肿、胃烧灼感、消化不良、胃痛或不适、便秘、头晕、嗜睡、头痛、恶心及呕吐等。 3. 视力模糊或视觉障碍、听力减退、腹泻、心慌及多汗等。 4. 胃肠道出血、肾脏损害、荨麻疹、过敏性皮炎、精神抑郁、肌无力、出血或粒细胞减少及肝功能损害等较少见。	1. 对本药、阿司匹林或其他非甾体抗炎药有过敏反应者，有交叉过敏，均应禁用。 2. 下列情况应慎用：凝血机制或血小板功能障碍、哮喘、高血压、心功能不全、肝肾功能不全、消化道出血或活动性消化性溃疡。 3. 用药期间应定期进行肝肾功能、血象及眼科检查，需根据患者对药物的反应而调整剂量，一般用最低有效量。 4. 孕妇及哺乳期妇女不宜应用。老年患者慎用。

序号	通用名	类别	不良反应	使用注意事项
5	吲哚美辛	解热镇痛抗炎药	1. 胃肠道：出现消化不良、胃痛、胃烧灼感、恶心返酸等症状，出现溃疡、胃出血及胃穿孔。 2. 神经系统：出现头痛、头晕、焦虑及失眠等，严重者可有精神行为障碍或抽搐等。 3. 肾：出现血尿、水肿、肾功能不全，在老年人多见；各型皮疹，最严重的为大疱性多形红斑。 4. 造血系统受抑制而出现再生障碍性贫血，白细胞减少或血小板减少等。 5. 过敏反应、哮喘、血管性水肿及水肿等。	1. 本药与阿司匹林有交叉过敏性。 2. 本药解热作用强，可迅速大幅度退热，故应防止大汗和虚脱，补充足量体液。 3. 本药因对血小板聚集有抑制作用，可使出血时间延长。 4. 下列情况应慎用：本药能导致水钠潴留，故心功能不全及高血压等患者应慎用；因本药可加重出血倾向，故血友病及其他出血性疾病患者应慎用；本药对造血系统有抑制作用，再生障碍性贫血、粒细胞减少等患者也应慎用。 5. 本药宜于饭后服用或与食物或制酸药同服。 6. 治疗关节炎一般已不作首选用药，仅在其他非甾体抗炎药无效时才考虑应用。 7. 妊娠后3个月孕妇禁用。可自乳汁排出，哺乳期妇女禁用。 8. 14岁以下小儿一般不宜应用此药，以防止严重不良反应的发生。老年患者易发生肾脏毒性，应慎用。 9. 下列情况应禁用：活动性溃疡、溃疡型结肠炎及病史者，癫痫、帕金森病及精神病患者，肝肾功能不全者，对本类药过敏者，血管神经性水肿或支气管哮喘者禁用。
6	萘丁美酮	解热镇痛抗炎药	1. 胃肠道疾病的发生率：恶心、呕吐、消化不良、腹泻、腹痛和便秘约1%～3%。上消化道出血约0.7%。溃疡发生率在短疗程（6周～6个月）组和在长疗程（8年）组分别为0.1%和0.95%。每日口服萘丁美酮2g的腹泻发生率增加。 2. 神经系统：表现有头痛、头晕、耳鸣、多汗、失眠、嗜睡、紧张和多梦，发生率小于1.5%。 3. 皮肤：皮疹和瘙痒约2.1%，水肿约1.1%。 4. 少见或偶见的不良反应有黄疸、肝功能异常、焦虑、抑郁、感觉异常、震颤、眩晕、大疱性皮疹、荨麻疹、呼吸困难、哮喘、过敏性肺炎、蛋白尿、血尿及血管神经性水肿等。	1. 具有消化性溃疡史的患者服用本药时，应对其症状的复发情况进行定期检查。 2. 有心力衰竭、水肿或有高血压者应慎用本药。 3. 用餐中服用本药的吸收率可增加，应在餐后或晚间服药。 4. 本药每日服用量超过2g时腹泻发生率增加。 5. 本药常用剂量为每日1g，对于症状严重或持续存在或急性加重的患者可酌情加量。并将总量分为2次服用。 6. 孕妇在妊娠的后3个月，及在哺乳期不主张使用本药。 7. 儿童禁用，老年患者用本药应该维持最低的有效剂量。 8. 活动性消化性溃疡或出血，严重肝功能异常，对本药及其他非甾体抗炎药过敏者禁用。 9. 肾功能不全者应减少剂量或禁用。

四、呼吸系统用药

（一）镇咳药

序号	通用名	类别	不良反应	使用注意事项
1	复方磷酸可待因	中枢性镇咳药	常见为口干、鼻干、喉干、荨麻疹、药疹、多汗和寒冷；其他有心悸、厌食、尿频等。	1. 服药期间不宜饮酒。 2. 严重肝、肾功能不全者及哺乳期妇女和老年人慎用。 3. 早产儿和新生儿禁用。 4. 哮喘患者、特异性过敏患者、严重高血压、冠状血管病患者禁用。
2	右美沙芬	中枢性镇咳药	偶有头晕、轻度嗜睡、恶心、胃部不适、皮疹等轻微反应，但不影响继续用药	1. 有精神病史者忌用。 2. 痰多病人慎用。 3. 妊娠3个月内妇女忌用；三个月后的孕妇慎用。
3	喷托维林	中枢性镇咳药	可引起头痛、头晕、口干、恶心和腹泻等不良反应。	微弱的阿托品样作用，青光眼、心功能不全患者慎用。痰多者宜与祛痰药合用。
4	复方甘草合剂	镇咳祛痰药	有轻微的恶心、呕吐反应。	1. 对本药成分过敏者禁用。 2. 儿童用量请咨询医师或药师，必须在成人监护下使用。 3. 孕妇及哺乳期妇女慎用，胃炎及溃疡患者慎用。 4. 如服用过量或有严重不良反应立即就医。

（二）祛痰药

序号	通用名	类别	不良反应	使用注意事项
1	氯化铵	恶心性祛痰药	可引起恶心、呕吐、胃痛等刺激症状。	严重肝肾功能不全者及对本药过敏者禁用。如服用过量或发生严重不良反应应立即就医。
2	羧甲司坦	黏痰溶解药	偶有轻度头晕、恶心、胃部不适、腹泻、胃肠道出血、皮疹等不良反应。	1. 有消化道溃疡史者慎用；活动期患者禁用。 2. 避免与强镇咳药同时应用，以免稀化的痰液堵塞气道。
3	溴己新	黏痰溶解药	对胃黏膜的刺激性可引起胃不适。偶见血清转氨酶的暂时升高，可自行恢复。	胃溃疡及肝病患者慎用。

(三)平喘药

序号	通用名	类别	不良反应	使用注意事项
1	沙丁胺醇	β_2 受体激动药	常见的不良反应有震颤、恶心、心悸、头痛、失眠。较少见的有头晕、目眩、口咽发干。	1. 高血压、冠状动脉供血不足、糖尿病、甲状腺功能亢进、心功能不全等患者慎用。 2. 长期使用可形成耐药性。 3. 对儿茶酚胺类敏感者慎用,使用时从小剂量开始。 4. β_2 受体激动剂舒张子宫平滑肌,妊娠及哺乳期妇女在产科医生指导下应用。 5. 老年患者慎用,使用时从小剂量开始。
2	丙卡特罗	β_2 受体激动药	偶有口干、鼻塞、倦怠、恶心、胃部不适、肌颤、头痛、眩晕或耳鸣。亦可发生皮疹、心律失常、心悸、面部潮红等。	1. 有可能引起心律失常,服用时应予注意。 2. 以下患者慎服:甲状腺功能亢进、高血压、心脏病、糖尿病。 3. 孕妇或有可能妊娠的妇女慎用。 4. 早产儿、新生儿、乳儿和幼儿慎用。 5. 老年患者应慎用或遵医嘱。
3	特布他林	β_2 受体激动药	偶见震颤、强制性痉挛和心悸,不良反应的程度取决于剂量和给药途径。从小剂量逐渐加至治疗量能减少不良反应。不良反应若出现,大多数在开始用药 $1\sim2$ 周内消失。	1. 少数病例有手指震颤、头痛、心悸及胃肠障碍。口服 5mg 时,手指震颤发生率可达 $20\%\sim30\%$。 2. 甲状腺功能亢进、冠心病、高血压、糖尿病患者慎用。 3. 大剂量应用可使有癫痫病史患者发生酮症酸中毒。 4. 长期应用可形成耐药,疗效降低。 5. 对本药过敏者禁用。 6. 本药可舒张子宫平滑肌,可抑制妇女的子宫活动能力及分娩,应慎用。
4	氨茶碱	磷酸二酯酶抑制剂	早期多见的有恶心、呕吐、易激动、失眠等,当血清浓度超过 $20\mu g/ml$ 时,可出现心动过速、心律失常,血清中茶碱超过 $40\mu g/ml$ 时,可发生发热、失水、惊厥等症状,严重的甚至呼吸、心跳停止而致死。	1. 本药不适用于哮喘持续状态或急性支气管痉挛发作的患者。 2. 肾功能或肝功能不全的患者,年龄超过 55 岁特别是男性和伴发慢性肺部疾病的患者,任何原因引起的心力衰竭患者,持续发热患者,应酌情调整用药剂量或延长给药间隔时间。 3. 过敏的患者,活动性消化溃疡和未经控制的惊厥性疾病患者禁用。 4. 有低氧血症、高血压或者消化道溃疡病史患者慎用本药。 5. 孕妇、产妇及哺乳期妇女慎用。 6. 新生儿血浆清除率可降低,血清浓度增加,应慎用。 7. 老年人因血浆清除率降低,潜在毒性增加,55 岁以上患者慎用。

序号	通用名	类别	不良反应	使用注意事项
5	二羟丙茶碱	磷酸二酯酶抑制剂	类似茶碱，剂量过大时可出现恶心、呕吐、易激动、失眠、心动过速、心律失常。甚至可发生发热、脱水、惊厥等症状，严重的甚至呼吸、心跳骤停。	见上。
6	色甘酸钠	过敏介质阻释剂	长期用药不良反应少见，主要有嗜睡、口干、恶心、乏力、头晕等。对乳糖或乳制品有过敏史者对本药可能过敏。	肝、肾功能不全者，孕妇及哺乳期妇女慎用。

五、循环系统用药

(一)强心药

序号	通用名	类别	不良反应	使用注意事项
1	地高辛	强心苷类	消化道反应(腹泻、恶心)、神经系统反应(表情淡漠、头痛)，严重的引起心脏反应(心率降低)。	1. 强心苷类制剂过敏者禁用。 2. 高钙血症、缺血性心脏病、急性心肌梗死、甲状腺功能低下、肾功能损害患者、妊娠妇女、哺乳期妇女慎用。 3. 中毒后必须立即停药，如出现传导阻滞或心动过缓用阿托品解救。 4. 用药期间禁用肾上腺素药和钙剂，慎用利血平和β肾上腺素受体阻滞剂。

(二)抗心律失常药

序号	通用名	类别	不良反应	使用注意事项
1	奎尼丁	钠通道阻滞剂	轻者：恶心、呕吐、腹痛、腹泻、头晕、耳鸣； 重者：引起呼吸困难、心悸、心力衰竭、传导阻滞、室性心律失常、异常出血等。	对本品过敏者、传导阻滞者、心肌损害者、严重充血性心力衰竭者、低血压患者、急性风湿热患者、肝肾功能不全者、孕妇、哺乳期妇女禁用。
2	美托洛尔	β-肾上腺素受体阻断药	轻者：有腹痛、腹泻、恶心、倦怠； 重者：引起心动过缓、房室传导阻滞、呼吸困难等不良反应。	1. 严重心动过缓、房室传导阻滞、心力衰竭、心源性休克及对本品过敏者禁用。 2. 肾功能不全、支气管哮喘、糖尿病患者、孕妇、哺乳期妇女慎用。
3	胺碘酮	延长动作电位时程药	轻者：恶心、便秘、腹胀、头晕、头痛； 重者：引起气短、胸痛、不规则心跳、共济失调等。	1. 窦房传导阻滞、房室传导阻滞、室内传导阻滞、严重窦性心动过缓、心源性休克、严重肝功能不全、碘过敏者禁用。 2. 甲状腺功能不全、心功能严重不全、肝肾功能不全、低血压、支气管哮喘、孕妇、哺乳期妇女慎用。

序号	通用名	类别	不良反应	使用注意事项
4	维拉帕米	延长动作电位时程药	轻者:有腹泻、便秘、失眠等;重者:出现呼吸困难、气短、神志不清、心悸等。	1. 低血压、传导阻滞、心源性休克、严重充血性心力衰竭、阵发性心动过速等患者、孕妇禁用。 2. 肝肾功能不全、心肌梗死、主动脉狭窄、心动过缓者、哺乳期妇女、老人慎用。

(三)抗心绞痛药

序号	通用名	类别	不良反应	使用注意事项
1	硝苯地平	选择性钙通道阻滞剂	由于强烈的血管扩张作用,使面部潮红、腹胀、头晕、鼻出血、盗汗等,严重者出现心悸、呼吸困难。	1. 对本品过敏者、低血压、充血性心力衰竭患者、妊娠妇女禁用; 2. 肝肾功能不全、严重牙周炎患者、哺乳期妇女慎用。
2	硝酸甘油	硝酸酯类	面部潮红、头痛、心动过速、恶心呕吐,严重者出现心悸、昏厥。	1. 对本品过敏者、耐药者、严重贫血者、孕妇患者禁用。 2. 严重肝肾功能不全、哺乳期妇女慎用。

(四)抗高血压药

序号	通用名	类别	不良反应	使用注意事项
1	哌唑嗪	肾上腺素受体阻滞剂	首剂现象:首次用药有恶心、眩晕、体位性低血压、鼻塞、无力等。严重者视觉模糊、胸痛、呼吸困难、排尿困难等。	1. 部分患者有后期耐药性。 2. 严重心脏病、精神病患者、妊娠、哺乳期妇女慎用。 3. 对本品过敏者禁用。 4. 首剂现象可于睡前服用避免之。
2	普萘洛尔	β受体阻断药	1. 有厌食、呕吐、腹泻;严重者呼吸困难、意识模糊,长期应用产生低血糖、高血脂等现象。 2. 抑制心肌收缩力,对心功能不全者可诱发和加重心力衰竭、心动过缓及房室传导阻滞。	1. 诱发和加重心力衰竭,心功能不全者尽量不用。 2. 重度房室传导阻滞、低血压患者、支气管哮喘者、外周血管痉挛性疾病患者禁用。
3	卡托普利	血管紧张素转化酶抑制剂	副作用较小,可长期服用。常见的有药热、皮疹、恶心并可见蛋白尿和粒细胞减少。	1. 对本品过敏者及妊娠妇女禁用。 2. 免疫性疾病患者、肾功能不全者、冠状动脉及脑血管疾病患者、哺乳期妇女慎用。
4	尼群地平	钙拮抗剂	不良反应少;轻度头晕、头痛、心悸、颅内出血。	1. 脑溢血发作期、孕妇、乳母禁用。 2. 青光眼、极低血压患者慎用。
5	吲达帕胺	钙拮抗剂	偶见眩晕、头痛、恶心、乏力、失眠;严重者可引起肝性脑病、血钾下降、视力模糊、神志不清、呼吸困难、皮肤黄染等。	长期服用应定期检查血钾,严重肝、肾功能不全者及对磺胺药物过敏者慎用。

序号	通用名	类别	不良反应	使用注意事项
6	可乐定	中枢性 α_2 受体兴奋剂	不良反应较轻;口干、乏力、头晕;长期应用可引起水钠潴留和耐药现象。	1. 与利尿药合用可预防水钠潴留。 2. 长期用药时,不能突然停药,以免引起心悸、血压升高等交感神经亢进症状。 3. 肾功能不全者、妊娠哺乳期妇女、脑血管病患者慎用。
7	利血平	肾上腺素能神经末梢抑制药	不良反应较多,常见嗜睡、疲惫、鼻塞、腹泻、精神抑郁。	消化性溃疡及精神抑郁者禁用;老年患者及孕妇慎用。

(五)降血脂药

序号	通用名	类别	不良反应	使用注意事项
1	考来替泊	胆酸络合剂	恶心、腹胀、便秘、维生素和叶酸缺乏;严重者出现腹泻、肠梗阻。	肠道病患者及顽固性便秘病人禁用。
2	洛伐他汀	他汀类	轻者有恶心、便秘、腹痛腹泻、头痛等症状;重者引起视力模糊、发热等不良反应。	1. 对本品过敏者、肝功能不全者、孕妇、哺乳期妇女禁用。 2. 有肝病史者、儿童慎用。
3	吉非罗齐	贝特类	腹泻、便秘、恶心、呕吐等胃肠道反应;严重者引起肝功能障碍、严重皮疹、出血等。	1. 胆囊病患者、孕妇、哺乳期妇女禁用。 2. 胆石症患者、肝肾功能不全者慎用。
4	多烯康	多烯脂酸类	不良反应有恶心、腹胀等。	

(六)抗休克血管活性药

序号	通用名	类别	不良反应	使用注意事项
1	肾上腺素	抗休克血管活性药	恶心、呕吐、头痛、失眠、心悸等;严重者可出现呼吸困难、高血压、心肌梗死等现象。	1. 对本品过敏、器质性心脏病、脑血管病患者、冠状动脉病变、孕妇、哺乳期妇女禁用。 2. 高血压、糖尿病、甲状腺功能亢进、肺气肿患者、老年人慎用。
2	多巴胺	抗休克血管活性药	恶心、呕吐、头痛;严重者可出现心动过速、低血压、心绞痛、心律失常等不良反应。	1. 心律失常、孕妇、哺乳期妇女禁用。 2. 动脉栓塞、糖尿病性动脉内膜炎患者慎用。 3. 使用时注意血压、心率、尿量。 4. 不与碱性药物配伍使用。

(七)其他循环系统用药

序号	通用名	类别	不良反应	使用注意事项
1	尿激酶	溶血栓药	恶心、呕吐、头痛、皮疹等;严重者有血管精神性水肿、休克、出血现象。	1. 严重肝功能不全者、凝血功能障碍者、高血压患者、溃疡病患者、孕妇禁用。 2. 一般肝肾功能不全者、老人、哺乳期妇女慎用。
2	辅酶 Q_{10}	细胞代谢激活剂	少,偶有恶心、荨麻疹等。	对本品过敏者禁用。

六、泌尿系统药

序号	通用名	类别	不良反应	使用注意事项
1	呋塞米	高效能利尿药	1. 常见者与水、电解质紊乱有关,如体位性低血压、休克、低钾血症、低氯血症、低氯性碱中毒、低钠血症、低钙血症以及与此有关的口渴、乏力、肌肉酸痛、心律失常等。 2. 少见者有过敏反应、头晕、头痛、恶心、呕吐、腹痛、腹泻等,粒细胞减少,血小板减少性紫癜和再生障碍性贫血,肝功能损害,尿糖阳性,原有糖尿病加重,高尿酸血症。 3. 耳鸣、听力障碍多见于大剂量静脉快速注射时,多为短暂性,少数为不可逆性。	1. 对磺胺药和噻嗪类利尿药有交叉过敏。 2. 下列情况慎用:无尿或严重肾功能损害者,以免出现耳毒性等副作用;糖尿病;高尿酸血症或有痛风病史者;严重肝功能损害者;急性心肌梗死,过度利尿可促发休克;胰腺炎或有此病史者;有低钾血症倾向者;红斑狼疮,本品可加重病情或诱发活动;前列腺肥大。 3. 剂量应从小剂量开始,以减少副作用的发生。 4. 存在低钾血症或低钾血症倾向时,应注意补充钾盐。 5. 与降压药合用时,后者剂量应酌情调整。 6. 少尿或无尿患者应用最大剂量后24小时仍无效时应停药。 7. 老年人应用本品时发生低血压、电解质紊乱、血栓形成和肾功能损害的机会增多。
2	氢氯噻嗪	中效能利尿药	1. 水、电解质紊乱所致的副作用:临床常见反应有口干、烦渴、肌肉痉挛、恶心、呕吐和极度疲乏无力等。 2. 高糖血症。 3. 高尿酸血症,可诱发痛风发作,且易被忽视。 4. 过敏反应,如皮疹、荨麻疹等,且易被忽视。 5. 血白细胞减少或缺乏症、血小板减少性紫癜等亦少见。	1. 与磺胺类药物、呋塞米、布美他尼、碳酸酐酶抑制剂有交叉反应。 2. 下列情况慎用:无尿或严重肾功能减退者,可致药物蓄积,毒性增加;糖尿病;高尿酸血症或有痛风病史者;严重肝功能损害者,水、电解质紊乱可诱发肝昏迷;高钙血症;低钠血症;红斑狼疮,可加重病情或诱发活动;胰腺炎;交感神经切除者;有黄疸的婴儿。 3. 应从最小有效剂量开始用药,以减少副作用的发生。 4. 有低钾血症倾向的患者,应酌情补钾或与保钾利尿药合用。 5. 孕妇使用慎重。哺乳期妇女不宜服用。 6. 老年人应用本类药物较易发生低血压、电解质紊乱和肾功能损害。
3	螺内酯	低效能利尿药	1. 常见的有:高钾血症,且常以心律失常为首发表现。胃肠道反应,如恶心、呕吐、胃痉挛和腹泻。 2. 少见的有:低钠血症,与其他利尿药合用时发生率增高。抗雄激素样作用,长期服用本药在男性可致男性乳房发育、阳痿、性功能低下,女性可致乳房胀痛、声音变粗、毛发增多、月经失调、性功能下降。中枢神经系统表现,长期或大剂量服用本药可发生行走不协调、头痛等。	1. 高钾血症患者禁用。 2. 下列情况慎用:无尿及肾功能不全;肝功能不全,因本药引起电解质紊乱可诱发肝昏迷;低钠血症;酸中毒,一方面酸中毒可加重或促发本药所致的高钾血症,另一方面本药可加重酸中毒;乳房增大或月经失调者。 3. 用药前应了解患者血钾浓度。 4. 期间如出现高钾血症,应立即停药。 5. 于进食时或餐后服药,以减少肠道反应,并可能提高本药的生物利用度。 6. 可通过胎盘,孕妇应在医师指导下用药。 7. 老年人用药较易发生高钾血症和利尿过度。

序号	通用名	类别	不良反应	使用注意事项
4	黄酮哌酯	前列腺疾病用药	个别患者可出现胃部不适、恶心、呕吐、口渴、嗜睡、视力模糊、心悸及皮疹等。	1. 胃肠道梗阻或出血、贲门失弛缓症、尿道阻塞失代偿者禁用；有神经精神症状者及心、肝、肾功能严重受损者禁用。 2. 泌尿生殖道感染患者，需进行抗感染治疗。 3. 青光眼、白内障及残余尿量较多者慎用。 4. 勿与大量维生素C或钾盐合用。 5. 司机及高空作业人员等禁用。 6. 孕妇慎用，12岁以下儿童不宜服用。
5	特拉唑嗪	前列腺疾病用药	1. 治疗良性前列腺增生常见不良反应，包括无力、体位性低血压、头晕、嗜睡、鼻充血、鼻炎和阳痿。发生低血压不良反应事件的危险最大。 2. 高血压治疗常见的不良反应有无力、视觉模糊、头晕、鼻充血、恶心、外周水肿、心悸和嗜睡。	1. 对特拉唑嗪过敏者禁用本品。 2. BPH患者应在用盐酸特拉唑嗪治疗之前进行检查以排除前列腺癌存在的可能性。 3. 直立性低血压：病人有头晕、低血压、体位性低血压、晕厥和眩晕。避免驾车或危险作业。 4. 特拉唑嗪治疗可能出现睡意或困倦症状，必须驾车或操作重型机器的人应当小心。 5. 特拉唑嗪或其他类似药物仰卧治疗可能导致阴茎异常勃起。如果没有及时引起医生的注意，它可能导致永久性勃起机能障碍（阳痿）。 6. 给予哺乳期妇女时应当引起注意。

七、神经系统及精神障碍用药

（一）镇静、催眠、抗焦虑药

序号	通用名	类别	不良反应	使用注意事项
1	苯巴比妥	长效巴比妥类药物	1. 常有倦睡、眩晕、头痛、乏力、精神不振等延续效应。 2. 偶见皮疹、剥脱性皮炎、中毒性肝炎、黄疸等。也可见巨幼红细胞贫血、关节疼痛、骨软化。 3. 久用可产生耐受性与依赖性，突然停药可引起戒断症状，应逐渐减量停药。	1. 用药期间避免驾驶车辆、操作机械和高空作用，以免发生意外。 2. 肾功能不全、呼吸功能障碍、对本品过敏者禁用。 3. 孕妇及哺乳期妇女、老年患者慎用。

序号	通用名	类别	不良反应	使用注意事项
2	异戊巴比妥	中效巴比妥类药物	1. 用于抗癫痫时最常见的不良反应为镇静。 2. 可能引起微妙的情感变化,出现认知和记忆的缺损。 3. 罕见巨幼红细胞性贫血和骨软化。 4. 大剂量时可产生眼球震颤、共济失调和严重的呼吸抑制。 5. 长时间使用可发生药物依赖,停药后易发生停药综合征。	1. 对本类药过敏体质者禁用本药。 2. 作抗癫痫药应用时,可能需 10～30 天才能达到最大效果,需按体重计算药量。 3. 肝功能不全者,用量应从小剂量开始。 4. 连续使用达 14 天可出现快速耐药性。 5. 长期用药可产生药物依赖性,停药需逐渐减量,以免引起撤药症状。 6. 与其他中枢抑制药合用,对中枢产生协同抑制作用,应注意。 7. 下列情况慎用:轻微脑功能障碍(MBD)症、低血压、高血压、贫血、甲状腺功能低下、肾上腺功能减退、心肝肾功能损害、高空作业、驾驶员、精细和危险工种作业者。 8. 禁用于以下情况:严重肺功能不全、肝硬化、贫血、哮喘史、未控制的糖尿病、过敏等。 9. 本药可通过胎盘,可能引起新生儿出血;妊娠晚期或分娩期应用,可引起新生儿呼吸抑制;用于抗癫痫可能产生胎儿致畸。哺乳期妇女应尽量避免使用本品。 10. 儿童用药可能引起反常的兴奋,应注意。 11. 老年患者本药的常用量可引起兴奋,神经错乱或抑郁,因此用量宜较小。
3	地西泮	长效苯二氮䓬类	1. 常见的不良反应有嗜睡、头昏、乏力等,大剂量可有共济失调、震颤。 2. 少见的有皮疹、白细胞减少 3. 个别患者发生兴奋,多语,睡眠障碍,甚至幻觉。停药后,上述症状很快消失。 4. 长期连续用药可产生依赖型和成瘾性,停药可能发生撤药症状,表现为激动或忧郁。	1. 本类药物过敏者,可能对本药过敏。 2. 肝肾功能损害能延长本药半衰期。 3. 癫痫患者突然停药可引起癫痫持续状态。 4. 严重的精神抑郁可使病情加重,甚至产生自杀倾向,应采取预防措施。 5. 避免长期大量使用而成瘾,如长期使用应逐渐减量,不宜骤停。 6. 对本类药耐受量小的患者初用量宜小,逐渐增加剂量。 7. 以下情况慎用:急性乙醇中毒,可加重中枢抑制作用。重度重症肌无力,病情可能被加重。青光眼可因本药的抗胆碱能效应而使病情加重。低蛋白血症时,可导致嗜睡难醒。多动症者可有反常反应。严重慢性阻塞性肺部病变,可加重呼吸衰竭。外科或长期卧床病人,咳嗽反射可受到抑制。有药物滥用和成瘾史者慎用。 8. 特殊人群用药:孕妇、分娩前及哺乳期妇女应避免使用。幼儿中枢神经系统对本药异常敏感,应谨慎给药。老年人对本药较敏感,用量应酌减。

序号	通用名	类别	不良反应	使用注意事项
4	艾司唑仑	苯二氮䓬类抗焦虑药	使用适量时不良反应少,剂量偏大时可出现嗜睡、无力、头痛、眩晕、恶心、便秘等。偶见皮疹及肝损害。	1. 下列情况慎用:中枢神经系统处于抑制状态的急性酒精中毒;严重慢性阻塞性肺部病变;重症肌无力;急性闭角型青光眼;对本品过敏者。 2. 长期使用可产生耐受性和依赖性。 3. 肝肾功能不全者慎用。 4. 用药期间不宜驾车、操作机械或高空作业。 5. 长期用药后骤停可能引起惊厥等停药反应。 6. 用药期间勿饮酒。 7. 孕妇及哺乳期妇女慎用。 8. 儿童及老年患者慎用。

(二)抗震颤性麻痹药

序号	通用名	类别	不良反应	使用注意事项
1	苯海索	中枢性抗胆碱药	常见口干、视物模糊等,偶见心动过速、恶心、呕吐、尿潴留、便秘等。长期应用可出现嗜睡、抑郁、记忆力下降、幻觉、意识不清。	1. 青光眼、尿潴留、前列腺肥大患者禁用。 2. 孕妇及哺乳期妇女慎用,儿童慎用。 3. 老年人长期应用本药容易促发青光眼。伴有动脉硬化者,对常用量的抗帕金森病药容易出现精神错乱、定向障碍、焦虑、幻觉及精神病样症状,应慎用。
2	左旋多巴	拟多巴胺药	常见的不良反应有恶心、呕吐,直立性低血压,头、面部、舌、上肢和身体上部的异常不随意运动,精神抑郁,排尿困难。	1. 高血压、心律失常、糖尿病、支气管哮喘、肺气肿、肝肾功能障碍、尿潴留者慎用。 2. 有骨质疏松的老年人,用本药治疗有效者,应缓慢恢复正常的活动,以减少引起骨折的危险。 3. 严重精神疾患、严重心律失常、心力衰竭、青光眼、消化性溃疡和有惊厥史者禁用。 4. 孕妇及哺乳期妇女禁用,儿童慎用。
3	卡比多巴	外周多巴脱羧酶抑制剂	常见有恶心、呕吐,体位性低血压,面部、舌、上肢和身体上部异常不随意运动,排尿困难,精神抑郁。少见不良反应有高血压、心律失常。	1. 高血压、心律失常、糖尿病患者慎用。 2. 有骨质疏松者用本药应缓慢恢复正常活动,以减少引起骨折的危险。 3. 严重精神病、严重心律失常、心力衰竭、青光眼、消化性溃疡、有惊厥史者禁用。 4. 孕妇及哺乳期妇女禁用,儿童禁用,老年患者慎用。

序号	通用名	类别	不良反应	使用注意事项
4	金刚烷胺	拟多巴胺药	眩晕，失眠和神经质，恶心、呕吐、厌食、口干、便秘。偶见抑郁、焦虑、幻觉、精神错乱、共济失调、头痛，罕见惊厥。少见白细胞减少、中性粒细胞减少。	1. 下列情况下应在严密监护下使用：有癫痫史、精神错乱、幻觉、充血性心力衰竭、肾功能不全、外周血管性水肿或直立性低血压的患者。 2. 治疗帕金森病时不应突然停药。 3. 用药期间不宜驾驶车辆、操纵机械和高空作业。 4. 每日最后一次服药时间应在下午4时前，以避免失眠。 5. 本品可通过胎盘，孕妇应慎用。可有乳汁排泄，哺乳期妇女禁用。新生儿和1岁以下婴儿禁用。老年患者慎用。

（三）中枢兴奋药

序号	通用名	类别	不良反应	使用注意事项
1	甲氯芬酯	促进脑细胞代谢、提高中枢兴奋性药	胃部不适、兴奋、失眠、倦怠、头痛。	1. 高血压患者慎用。 2. 精神过度兴奋、锥体外系症状患者及对本药过敏者。
2	胞磷胆碱钠		本品对人及动物均无明显的毒性作用，对呼吸、脉搏、血压无影响，偶有一过性血压下降、失眠、兴奋及给药后发热等，停药后即可消失。	脑出血急性期不宜大剂量应用。肌注一般不采用，若用时应经常更换注射部位。

八、眼科用药
（一）青光眼防治药

序号	通用名	类别	不良反应	使用注意事项
1	醋酸可的松	糖皮质激素类药物	长期或大量使用可致眼压升高或青光眼、视神经损害、视野缺损以及白内障；过量使用可引起全身性不良反应，并导致继发性眼部感染。	1. 对本药过敏者、黏膜溃疡者禁用。 2. 本药不宜长期使用，连用不得超过2周，若症状未缓解应停药就医。 3. 若眼部有感染时，不宜单独使用本药，应在医师或药师指导下与抗菌药物合用。 4. 如使用过量或发生严重不良反应应立即就医。 5. 儿童必须在成人监护下使用。

序号	通用名	类别	不良反应	使用注意事项
2	氟甲松龙	糖皮质激素类药物	该药可能引起眼压升高,甚至青光眼,可致视神经损害,后囊膜下白内障、继发性眼部感染、眼球穿孔及延缓伤口愈合。	1. 禁用于急性单纯疱疹病毒性角膜炎、眼组织的真菌感染、牛痘、水痘及大多数其他病毒性角膜、结膜感染、眼结核以及对该药成分过敏者。 2. 有单纯疱疹病毒感染病史者慎用。 3. 长期使用时,个别敏感患者可能导致眼压升高,甚至诱发青光眼而损害视神经,影响视力和视野,也可能致后囊膜下白内障形成,以及继发眼组织真菌和病毒感染。 4. 已知多种眼部疾病及局部长期使用本品可能致角膜和巩膜变薄,因此,在角膜和巩膜组织较薄的病人中用药可能引起眼球穿孔。 5. 未行抗菌治疗的眼部急性化脓性感染,用药后可能掩盖病情或使病情恶化。
3	色甘酸钠	抗过敏反应药	个别患者滴眼初期有暂时轻微刺痛感,继续用药后消失。	对本药过敏者、妊娠三个月以内的妇女禁用。
4	卡替洛尔	β受体阻断药	1. 1/4的患者出现暂时性眼烧灼、眼刺痛及流泪、结膜充血水肿。 2. 一些患者出现下列不良反应:视物模糊、畏光、上睑下垂、结膜炎、角膜着色及中度角膜麻醉。 3. 长期连续用于无晶体眼或有眼底疾患者时,偶在眼底黄斑部出现浮肿、混浊,故需定期测定视力,进行眼底检查。 4. 一些患者出现心率减慢及血压下降。 5. 偶见下列不良反应:心律失常、心悸、呼吸困难、无力、头痛、头晕、失眠、鼻窦炎。	1. 禁忌证:支气管哮喘者或有支气管哮喘史者,严重慢性阻塞性肺部疾病。窦性心动过缓,Ⅱ或Ⅲ度房室传导阻滞,明显心衰,心源性休克。对本药过敏者。 2. 本品慎用于已知是全身β-肾上腺能阻断剂禁忌证的患者,包括异常心动过缓,Ⅰ度以上房室传导阻滞。 3. 对有明显心脏疾病患者应用本品应检测脉搏。 4. 本品慎用于对其他β-肾上腺能阻断剂过敏者。 5. 已有肺功能低下的患者慎用。 6. 本品慎用于自发性低血糖患者及接受胰岛素或降糖药治疗的患者,因β受体阻断剂可掩盖低血糖症状。 7. 本品不宜单独用于治疗闭角型青光眼。 8. 与其他滴眼液联合使用时,请间隔10分钟以上。 9. 本品含氯化苯烷铵,带软性角膜接触镜者不宜使用。 10. 定期复查眼压,根据眼压变化调整用药方案。 11. 孕妇应慎用,哺乳期妇女应在医生指导下使用。儿童慎用。

九、其 他

(一)维生素及矿物质缺乏药

序号	通用名	类别	不良反应	使用注意事项
1	维生素 A	维生素类药	摄入过量维生素 A 可致严重中毒,甚至死亡。急性中毒:大量摄入维生素 A 患者出现异常激动或骚动、头昏、嗜睡、复视、严重头痛、呕吐、腹泻、脱皮,婴儿头部可出现凸起肿块,并有骚动、惊厥、呕吐等颅内压增高、脑积水、假性脑瘤表现。慢性中毒:可表现为骨关节疼痛、肿胀、皮肤瘙痒、疲劳、全身不适、发热、头痛、呕吐、颅内压增高、视乳头水肿、皮肤对阳光敏感性增高、易激动、食欲不振、脱发、腹痛、夜尿增多、溶血、贫血、小儿骨骺早愈合、妇女月经过少。	1. 慢性肾功能衰竭时慎用。 2. 长期大剂量应用易发生急性或慢性中毒,以 6 个月至 3 岁的婴儿发生率最高。婴幼儿对维生素 A 敏感,应谨慎使用。 3. 老年人长期服用维生素 A 可能因视黄基醇清除延迟而致维生素 A 过量。 4. 长期大剂量应用可引起齿龈出血、唇干裂。
2	维生素 E	维生素类药	长期大量使用(每日量 400～800mg),可引起视力模糊、乳腺肿大、腹泻、头晕、流感样症状、头痛、恶心及胃痉挛、乏力软弱。个别病人有皲裂、唇炎、口角炎、胃肠功能紊乱、肌无力,停药后上述反应可逐渐消失。	1. 大量维生素 E 可致血清胆固醇及血清甘油三酯浓度升高。 2. 对维生素 K 缺乏而引起的低凝血酶原血症及缺铁性贫血病人,应谨慎用药,以免病情加重。
3	维生素 B$_1$	维生素类药	大剂量肌内注射时,需注意过敏反应,表现为吞咽困难,皮肤瘙痒,面、唇、眼睑浮肿,喘鸣等。	1. 注射时偶见过敏反应,个别可发生过敏性休克,故除急需补充的情况外,很少采用注射,且注射前,用其 10 倍稀释液 0.1ml 作皮试,以防止过敏反应。不宜静注。 2. 大剂量应用时,测定血清茶碱浓度可受干扰;测定尿酸浓度可呈假性增高;尿胆原可呈假阳性。
4	维生素 B$_2$	维生素类药	推荐剂量未见不良反应。	使用本药后,尿呈黄绿色;可使荧光法测定尿中儿茶酚胺浓度结果呈假性增高,尿胆原呈假阳性。
5	维生素 B$_6$	维生素类药	维生素 B$_6$ 在肾功能正常时几乎不产生毒性。罕见过敏反应。若每天应用 200mg,持续 30 天以上,可致依赖综合征。	1. 维生素 B$_6$ 对下列情况未能证实确实疗效,如痤疮及其他皮肤病、酒精中毒、哮喘、肾结石、精神病、偏头痛、经前期紧张、刺激乳汁分泌、食欲不振。不宜应用大剂量维生素 B$_6$ 治疗上述疾病。 2. 维生素 B$_6$ 影响左旋多巴治疗帕金森病的疗效,但对卡比多巴的疗效无影响。 3. 孕妇接受大量维生素 B$_6$,可致新生儿维生素 B$_6$ 依赖综合征。乳母摄入正常量对婴儿无不良影响。

序号	通用名	类别	不良反应	使用注意事项
6	维生素 B_{12}	维生素类药	肌注偶可引起皮疹、瘙痒、腹泻及过敏性哮喘,但发生率低,极个别有过敏性休克。	1. 可致过敏反应,甚至过敏性休克,不宜滥用。 2. 有条件时,用药过程中应检测血中维生素 B_{12} 浓度。 3. 痛风患者使用本药可能发生高尿酸血症。 4. 儿童:肌注,每日或隔日一次。避免同一部位反复给药,且对新生儿、早产儿、婴儿、幼儿要特别小心。
7	维生素 C	维生素类药	1. 长期应用每日 2～3g 可引起停药后坏血病。 2. 长期应用大量维生素 C 偶可引起尿酸盐、半胱氨酸盐或草酸盐结石。 3. 快速静脉注射可引起头晕、晕厥。	1. 维生素 C 对下列情况的作用未被证实:预防或治疗癌症、牙龈炎、化脓、出血、血尿、视网膜出血、抑郁症、龋齿、贫血、痤疮、不育症、衰老、动脉硬化、溃疡病、结核、痢疾、胶原性疾病、骨折、皮肤溃疡、枯草热、药物中毒、血管栓塞、感冒等。 2. 下列情况应慎用:半胱氨酸尿症、痛风、高草酸盐尿症、草酸盐沉积症、尿酸盐性肾结石、糖尿病(因维生素 C 可能干扰血糖定量)、葡糖糖-6-磷酸脱氢酶缺乏症、血色病、铁粒幼细胞性贫血或地中海贫血、镰形红细胞贫血。 3. 长期大量服用突然停药,有可能出现坏血病症状,故宜逐渐减量停药。 4. 本药可通过胎盘,可分泌入乳汁。孕妇大剂量服用时,可产生婴儿坏血病。
8	烟酸	维生素类药	1. 常见皮肤潮红、瘙痒。有的出现恶心、呕吐、腹泻等胃肠道症状,并加重溃疡。 2. 偶见荨麻疹、蚁走样瘙痒和轻度肝功能损害。	青光眼、糖尿病、溃疡病及肝功能不全者慎用。
9	葡萄糖酸钙	钙补充剂	静脉注射可有全身发热,静注过快可产生心律失常甚至心跳停止、呕吐、恶心。可致高钙血症,早期可表现便秘、倦睡、持续头痛、食欲不振、口中有金属味、异常口干等,晚期征象表现为精神错乱、高血压、眼和皮肤对光敏感、恶心、呕吐、心律失常等。	1. 静脉注射时如漏出血管外,可致注射部位皮肤发红、皮疹和疼痛,并可随后出现脱皮和组织坏死。若发现药液漏出血管外,应立即停止注射,局部给予氢化可的松、1％利多卡因和透明质酸,并抬高局部肢体及热敷。 2. 不宜用于肾功能不全患者与呼吸性酸中毒患者。 3. 应用强心苷期间禁止静注本品。

十、抗寄生虫药

序号	通用名	类别	不良反应	使用注意事项
1	甲硝唑	抗阿米巴及抗滴虫药	1. 15%～30%病例出现不良反应，以消化道反应最常见，包括恶心、呕吐、食欲不振、腹部绞痛，一般不影响治疗。 2. 神经系统症状有头痛、眩晕，偶有感觉异常、肢体麻木、共济失调、多发性神经炎等，大剂量可致抽搐。 3. 少数病例发生荨麻疹、潮红、瘙痒、膀胱炎、排尿困难、口中金属味及白细胞减少等，均属可逆性，停药后可自行恢复。	1. 有活动性中枢神经系统疾患和血液病者禁用。 2. 代谢产物可使尿液呈深红色。 3. 原有肝脏疾患者，剂量应减少。出现运动失调或其他中枢神经系统症状时应停药。重复一个疗程之前，应做白细胞计数。厌氧菌感染合并肾功能衰竭者，给药间隔时间应由8小时延长至12小时。 4. 本药可抑制酒精代谢，用药期间应戒酒，饮酒后可能出现腹痛、呕吐、头痛等症状。 5. 孕妇及哺乳期妇女禁用。 6. 老年人药动学有所改变，严密监测血药浓度。
2	左旋咪唑	驱肠虫药	一般轻微。有恶心、呕吐、腹痛等，少数可出现味觉障碍、疲惫、头晕、头痛、关节酸痛、失眠、发热、血压降低、皮疹、光敏性皮炎等，个别可见粒细胞减少，血小板减少，常发生于风湿病或肿瘤患者。	1. 肾功能不全、肝炎活动期、妊娠早期或原有血吸虫病者禁用； 2. 类风湿关节炎患者用药后易诱发粒细胞缺乏症； 3. 类风湿关节炎和干燥综合征患者接受本药治疗，第一周每日50mg、第二周每日100mg、第三周每日150mg后，多数副作用，如红斑丘疹、关节痛加重伴肿胀、肌痛、流感样症群、失眠等。
3	阿苯达唑	驱肠虫药	1. 少数病例有口干、乏力、嗜睡、头晕、头痛以及恶心、上腹不适等消化道症状。但均较轻微，不需处理可自行缓解。 2. 治疗囊虫病特别是脑囊虫病时，多于服药后2～7天发生，出现头痛、发热、皮疹、肌肉酸痛、视力障碍、癫痫发作等。 3. 用药量较大、疗程长，可出现谷丙转氨酶升高。	1. 有蛋白尿、化脓性皮炎及各种急性疾病患者禁用。 2. 严重肝、肾、心脏功能不全及活动性溃疡病患者禁用。 3. 眼囊虫病手术摘除虫体前禁用。 4. 蛲虫病易自身重复感染，故在治疗2周后应重复治疗一次。 5. 脑囊虫患者必须住院治疗，以免发生意外。 6. 合并眼囊虫病时，须先行手术摘除虫体，而后进行药物治疗。 7. 孕妇、哺乳期妇女禁用。两岁以下儿童不宜服用。

十一、抗过敏药

序号	通用名	类别	不良反应	使用注意事项
1	苯海拉明	组织胺 H_1 受体阻断药	1. 常见的有:中枢神经抑制作用、共济失调、恶心、呕吐、食欲不振等。 2. 少见的有:气急、胸闷、咳嗽、肌张力障碍等。有报道给药后可发生牙关紧闭并伴喉痉挛。 3. 偶见引起皮疹、粒细胞减少、贫血及心律紊乱。	1. 重症肌无力、闭角型青光眼、前列腺肥大者禁用,对本药及赋形剂过敏者禁用。新生儿、早产儿禁用。 2. 幽门十二指肠梗阻、消化性溃疡所致幽门狭窄、膀胱颈狭窄、甲状腺功能亢进、心血管病、高血压以及下呼吸道感染(包括哮喘)者不宜用本药。 3. 对乙醇胺类高度过敏者,对本药也可能过敏。 4. 应用本药后避免驾驶、高空作业或操作机器。 5. 肾功能衰竭时,给药的间隔时间应延长。 6. 本药的镇吐作用可给某些疾病的诊断造成困难。 7. 孕妇应慎用;本药有少量可从乳汁排出,哺乳期妇女不宜使用。 8. 老年患者可发生反应迟钝、头晕等。
2	特非那定	组织胺 H_1 受体阻断药	1. 偶见头痛、胃肠功能紊乱和皮疹,镇静作用和口干现象不明显。 2. 本药可致心律失常,发生的原因和用量较大有关。	1. 对本品过敏者禁用。 2. 心血管系统疾病者慎用。 3. 孕妇及哺乳期妇女慎用。 4. 适用于 6 岁以上儿童。 5. 老年患者慎用。

附录4　药物的相互作用

一、抗生素与其他药物间的相互作用

抗生素	其他药	相互作用
青霉素	四环素类	抗菌药效力降低
	磺胺类	抗菌药效力降低
	大环内酯类	抗菌药效力降低
	氯霉素类	抗菌药效力降低
	阿司匹林	抗菌药效力增强
	丙磺舒	抗菌药效力增强
	氯丙嗪	配伍禁忌
	苯妥英钠	配伍禁忌
	间羟胺	配伍禁忌
	去甲肾上腺素	配伍禁忌
	肝素	配伍禁忌
	吩噻嗪类	配伍禁忌
苯唑青霉素	磺胺药	抗菌药效力降低
	阿司匹林	抗菌药效力增高
	氯丙嗪	配伍禁忌
	去甲肾上腺素	配伍禁忌
氨苄青霉素 羟氨苄青霉素	氨基糖苷类	氨基糖苷类效力降低
	氯霉素	氨苄青霉素(羟氨苄青霉素)效力降低
头孢哌酮	酒精	双硫样反应
	口服凝血剂	凝血酶时间延长
头孢菌素类	氨基糖苷类	有协同作用,但并用时,肾损害加强。有理化配伍禁忌
	强利尿剂	可能造成损害
氨基糖苷类(注射)	速尿,利尿剂	耳毒性增加
	晕海宁	掩盖耳毒性症状
	维生素C	降低氨基糖苷类作用
	苯妥英钠	配伍禁忌
	肝素	配伍禁忌
	口服抗凝剂	凝血酶原时间延长
	头孢菌素类	肾毒性加强
	右旋糖酐	加强氨基糖苷类药物的肾毒性
	肌松药	神经肌肉阻滞作用加强
红霉素	青霉素类	青霉素疗效降低
	含氯化钠溶液(同瓶)	配伍禁忌
	巴比妥类(同瓶)	配伍禁忌
	苯妥因钠(同瓶)	配伍禁忌
林可霉素	红霉素	两者疗效都降低
	神经肌肉阻滞剂	阻滞作用加强,呼吸麻痹

抗生素	其他药	相互作用
氯霉素	青霉素类	青霉素疗效降低
	巴比妥类	氯霉素疗效降低，巴比妥疗效增强
	磺脲类降糖药	降糖效用增强
	氨基比林	骨髓抑制加重
	肝素	配伍禁忌
多粘菌素	氨基糖苷类	肾毒性增强
万古霉素	氨茶碱	配伍禁忌
	苯妥因钠（同瓶）	配伍禁忌
	肝素（同瓶）	配伍禁忌
	10%葡萄糖溶液	配伍禁忌

二、合成抗菌药

合成抗菌药	其他药物	相互作用
环丙沙星	茶碱	茶碱血浓度增加，中毒
	铝铁镁锌盐	环丙沙星吸收减少
	口服抗酸药	环丙沙星吸收减少
	非甾体消炎药	环丙沙星中枢毒性增加
甲硝唑	酒精	"双硫样"反应
	口服抗凝剂	凝血酶原时间延长
磺胺药	青霉素	磺胺药效用降低
	苯唑青霉素	苯唑青霉素吸收降低
	环孢菌素	磺胺药血浓度降低
	解热镇痛药	磺胺药效用增加
	口服降糖药	降糖药作用增加
	免疫抑制剂（甲氨蝶呤）	免疫抑制剂作用加强，骨髓抑制加重
	乙醇	增加酒精神经毒性
	利福平	磺胺药清除增加，缩短清除半衰期
	丙磺胺＋保泰松	增加磺胺药副作用
	肝毒性药物	增加肝毒性

三、抗结核药与其他药物的相互作用

抗结核药	其他药物	相互作用
异烟肼	利福平	肝毒性增强
	胰岛素、降糖药	降糖作用增强，低血糖
	阿托品	阿托品作用增强
	利血平	利血平效用降低
	对氨基水杨酸钠	防止耐药菌产生，抗菌作用增强
	链霉素、氨硫脲	疗效增强，防止耐药菌产生
	抗酸药	异烟肼吸收减少，疗效降低
	乙醇	异烟肼疗效降低

抗结核药	其他药物	相互作用
利福平	β受体阻滞剂	降压效果降低
	对氨基水杨酸	利福平吸收减少
	口服避孕药	避孕效果降低
	喹诺酮类	诺氟沙星的作用消失；氧氟沙星、环丙沙星疗效降低
	四环素	对某些细菌有协同作用

四、抗病毒药与其他药之间的相互作用

抗病毒药物	其他药物	相互作用
阿昔洛韦	丙磺舒	阿昔洛韦在体内蓄积
利巴韦林	鸟嘌呤核苷、黄嘌呤核苷	拮抗利巴韦林作用
阿糖胞苷	别嘌呤醇	阿糖胞苷蓄积，神经系统毒性反应

五、抗真菌药与其他药物的相互作用

抗真菌药物	其他药物	相互作用
氟胞嘧啶	齐多夫定	氟胞嘧啶毒性增加
	阿糖胞苷	氟胞嘧啶疗效降低
	苯妥英钠、环孢素	苯妥英钠、环孢素血浓度增加
	两性霉素B	增加两者疗效、增加氟胞嘧啶毒性
氟康唑	口服降糖药	抑制口服降糖药的代谢
	利福平	加快氟康唑消除
两性霉素B	洋地黄	低钾血症、增强潜在的洋地黄毒性
	氨基糖苷药、抗肿瘤药、万古霉素	肾毒性增加
	无机盐溶液	相遇会析出沉淀
咪康唑	肝毒性药物	配伍禁忌
	抗凝剂	配伍禁忌
	环孢素	配伍禁忌
	组胺H₂受体拮抗剂	配伍禁忌
	异烟肼	配伍禁忌
	利福平	配伍禁忌
	苯妥英钠	配伍禁忌
咪康唑外用制剂	其他外用药	不宜合用
酮康唑	异烟肼	有相互作用
	利福平	有相互作用
	抗凝药	有相互作用
	环孢菌素等	有相互作用
酮康唑外用制剂	其他外用药	不能合用

六、消化系统药物与其他药物间的相互作用

本类药物	其他药物	相互作用
奥美拉唑	安定、华法林、硝苯啶	可延缓这些药的消除，减少用量
雷尼替丁	普鲁卡因胺	可使普鲁卡因胺的清除率降低
	普萘洛尔、利多卡因	可减少肝脏血流量，可延缓这些药物的作用

本类药物	其他药物	相互作用
硫糖铝	脂溶性维生素 A、D、E、K	硫糖铝可干扰维生素吸收
	多酶片	可与多酶片中的胃蛋白酶络合,降低多酶片的疗效
	制酸药	可干扰硫糖铝的药理作用
多潘立酮	抗胆碱能药品	抗胆碱能药品会对抗多潘立酮的抗消化不良作用
阿托品	制酸药、碳酸酐酶抑制剂药、碳酸氢钠、枸橼酸盐等	阿托品排泄延迟,作用时间和(或)毒性增加
	金刚烷胺、吩噻嗪类药、其他抗胆碱药、扑米酮、普鲁卡因胺、三环类抗抑郁药配伍用	加剧毒副反应
	与单胺氧化酶抑制剂	可加强抗 M 胆碱作用的副作用
	甲氧氯普胺、吗丁啉	甲氧氯普胺促进肠胃道运动作用可被拮抗
丁溴东莨菪碱	奎尼丁、丙吡胺	增强本药的抗胆碱能效应
	拟肾上腺素能药物	减少本药的嗜睡作用
	三环类抗抑郁药(阿米替林)	口干、便秘、视力模糊等副作用加剧
	地高辛、呋喃妥因、维生素 B$_2$	明显增加后者的吸收
	舌下含化硝酸甘油	后者崩解减慢,而影响其吸收
甲氧氯普胺	对乙酰氨基酚、左旋多巴、锂化物、四环素、氨苄青霉素、乙醇和安定	胃内排空增快,后者在小肠内吸收增加
	乙醇或中枢抑制药等	镇静作用均增强
	抗胆碱能药物和麻醉止痛物	拮抗作用
	抗毒蕈碱麻醉性镇静药	甲氧氯普胺对胃肠道的能动性效能可被抵消
	阿扑吗啡	后者的中枢性与周围性效应均可被抑制
	地高辛	增加地高辛的胆汁排出,从而改变其血浓度
	吩噻嗪类药	锥体外系反应发生率与严重性均可有所增加
地芬诺酯	中枢抑制药	可起加强作用,不宜合用
	单胺氧化酶抑制剂	有高血压危象的潜在危险
	呋喃妥因	使后者的吸收加倍
熊去氧胆酸	避孕药	避孕药可增加胆汁饱和度
	考来烯胺、考来替泊和含铝制酸剂	能与其结合,减少其吸收
胰酶	酸性药物配伍	在酸性环境时效力下降

七、解热镇痛抗炎药与其他药物之间的相互作用

本类药物	其他药物	相互作用
阿司匹林	其他非甾体抗炎药	疗效并不加强、胃肠道副作用（包括溃疡和出血）却增加；增加其他部位出血的危险
	对乙酰氨基酚	有引起肾脏病变包括肾乳头坏死、肾癌或膀胱癌的可能
	可引起低凝血酶原血症、血小板减少的药物	加重凝血障碍
	抗凝药（双香豆素、肝素等）、溶栓药（链激酶、尿激酶）	引起出血
	尿碱化药（碳酸氢钠等）、抗酸药	增加本药自尿中排泄，使血药浓度下降
	尿酸化药	减低本药的排泄，毒性反应增加
	激素	有增加胃肠溃疡和出血的危险性
	胰岛素或口服降糖药物	降糖效果加强和加速
	甲氨蝶呤	减少甲氨蝶呤从肾脏的排泄，使血药浓度升高而增加毒性反应
	丙磺舒或磺吡酮	本药血药浓度升高
对乙酰氨基酚	长期饮酒或应用其他肝酶诱导剂	有发生肝脏毒性的危险
	氯霉素	延长氯霉素的半衰期，增强其毒性
	抗凝血药	增强抗凝血作用
布洛芬、吲哚美辛	饮酒或与其他非甾体类消炎药同用时	增加胃肠道副作用
	抗凝药及血小板聚集抑制药	增加出血
	呋塞米	呋塞米排钠和降压作用减弱
	维拉帕米、硝苯啶	本药的血药浓度增高
	地高辛	增高地高辛的血浓度
	丙磺舒	降低本药的排泄
	甲氨蝶呤	降低甲氨蝶呤的排泄，甚至中毒

八、呼吸系统药与其他药物间的相互作用

本类药物	其他药物	相互作用
复方磷酸可待因	单胺氧化酶抑制剂	禁止合用
	安眠、镇静或安定药物	不宜同时服用
复方甘草片	强力镇咳药	避免同时服用
沙丁胺醇	其他肾上腺素受体激动剂	不良反应增加
	茶碱类药	增加舒张支气管平滑肌作用，但不良反应也增加
	单胺氧化酶抑制剂及三环类抗抑郁药	避免同时应用
氨茶碱、二羟丙茶碱	地尔硫䓬、维拉帕米、西咪替丁、红霉素和依诺沙星、美西律	降低茶碱清除率，增加本药血药浓度和毒性
	苯巴比妥、苯妥英、利福平	加快茶碱的肝清除率，茶碱也干扰苯妥英的吸收，两者血浆中浓度均下降
	锂盐	锂的肾排泄增加
	咖啡因或其他黄嘌呤类药	可增加其作用和毒性

本类药物	其他药物	相互作用
丙卡特罗、特布他林	茶碱类药	增加舒张支气管平滑肌作用,但心悸等不良反应也增加
	肾上腺素及异丙肾上腺素等儿茶酚胺类药	引起心律失常、心率增加,故避免与上述药物并用
	与单胺氧化酶抑制剂及三环类抗抑郁药	避免同时应用

九、抗心律失常药与其他药物的相互作用

抗心律失常药	其他药物	相互作用
美托洛尔	乙醇、巴比妥、利福平	降低抗心律失常药的作用
	西米替丁、卡巴唑、口服避孕药物	增强抗心律失常药的效果
	地高辛	加强心动过缓
	可乐定、地高辛、肾上腺素、吩噻嗪类安定药、哌唑嗪	不良反应增加
	吲哚美辛	减弱降压效果
	维拉帕米	增加传导阻滞及心动过缓的危险
	钙拮抗剂	导致心衰或血压过低
胺碘酮	地高辛	增加地高辛毒性
	三环类抗郁药、噻嗪类利尿药	加重心律失常

十、抗心绞痛药物与其他药物的相互作用

抗心绞痛药	其他药物	相互作用
硝苯地平	降压药	严重低血压
	β受体阻滞剂	血压过低、心功能抑制,心力衰竭
	硝酸酯类	增强抗心绞痛作用
硝酸甘油	普萘洛尔	提高抗心绞痛效果
	去甲肾上腺素	迅速消除去甲肾上腺素的升压作用

十一、抗高血压药与其他药物的相互作用

抗高血压药	其他药物	相互作用
β受体阻断药	噻嗪类利尿药	降压作用增强,但使血脂升高
	降压药	降压作用加强
	胰岛素、口服降糖药	掩盖低血糖症状
利血平	吩噻嗪类	血压下降幅度加大
	异烟肼	血压升高
	普萘洛尔	心动过缓
	镇静催眠药	中枢抑制增加,出现倦怠嗜睡
	抗焦虑药	中枢抑制和降压作用均增强,可减量合并应用
可乐定	普萘洛尔	心脏抑制加强,停用后血压反跳
	噻嗪类利尿药	起协同降压作用,可乐定的水钠潴留得到改善
	三环抗抑郁药	可乐定的降压作用降低

抗高血压药	其他药物	相互作用
哌唑嗪	硝苯地平	联合使用使血压剧降
普萘洛尔	氨茶碱	氨茶碱可拮抗普萘洛尔的血钾升高和血糖降低作用
	利多卡因	血浓度上升,加重心脏负担
	维拉帕米	两者都有钙通道阻滞作用,可引起心脏骤停
	胰高糖素	普萘洛尔抑制胰高糖素的升血糖作用
	麦角胺	麦角胺的血管收缩作用加强,出现肢体末端发绀、坏死的可能
	氯丙嗪	血浓度升高,联合降压可致低血压
	硝苯地平	降压作用加强,注意警惕血压过低和心力衰竭
	亚硝酸类药物	对心绞痛有协同作用
	吩噻嗪类药物	减弱吩噻嗪类药物的促心力作用
	吲哚美辛、阿司匹林或其他水杨酸类药物	降低本品的降压作用
	乙醇、巴比妥类、利福平	降低普萘洛尔的疗效

十二、调血脂药与其他药物的相互作用

降血脂药	其他药物	相互作用
非诺贝特	抗凝剂	增强抗凝作用
	降糖药	轻度升血糖作用
	其他降胆固醇药物	宜慎用
氟伐他汀	利血平	氟伐他汀生物利用度降低50%
	环孢素、红霉素、烟酸、吉非贝齐	增加氟伐他汀的不良反应
洛伐他汀	免疫抑制剂、吉非贝齐、烟酸、红霉素	增加发生肌病的危险
	普萘洛尔	洛伐他汀生物利用度降低
吉非罗齐	抗凝剂	增强抗凝作用
	降糖药	轻度升血糖作用

十三、抗休克血管活性与其他药物的相互作用

抗休克血管活性药	其他药物	相互作用
肾上腺素	麻黄素	血压剧烈上升,哮喘患者引起心律失常
	吩噻嗪类药物	导致严重休克
	甲状腺激素	血压显著升高,诱发心血管意外
	氧化剂、碱类、卤类、高锰酸钾、硝酸盐、金属盐	配伍禁忌
多巴胺	苯妥英钠	血压过低,心动过缓
	麦角碱	血管强烈收缩
	β受体阻断药	拮抗多巴胺对心脏的 β_1 受体作用

十四、尿激酶与其他药物的相互作用

药物名称	其他药物	相互作用
尿激酶	消炎痛、水杨酸、抗血小板凝聚剂、右旋糖苷	增加出血危险性
	氨基己酸、氨甲苯酸	拮抗尿激酶的作用

十五、泌尿系统药物与其他药物的相互作用

本类药物	其他药物	相互作用
呋塞米	肾上腺素、盐皮质激素、促肾上腺皮质激素及雌激素	降低本药的利尿作用,并增加电解质紊乱尤其是低钾血症的发生机会
	非甾体类消炎镇痛药	降低本药的利尿作用,肾损害机会也增加,这与前者抑制前列腺素合成,减少肾血流量有关
	拟交感神经药物及抗惊厥药物	利尿作用减弱
	氯贝丁酯(安妥明)	两药的作用均增强,并可出现肌肉酸痛、强直
	多巴胺	利尿作用加强
	酒、含酒精制剂和可引起血压下降的药物	增强本药的利尿和降压作用
	巴比妥类药物、麻醉药	易引起体位性低血压
	治疗痛风的药物	呋塞米可使尿酸排泄减少,血尿酸升高,治疗痛风的药物剂量应作适当调整
	降血糖药	降低降血糖药的疗效
	抗凝药物和纤溶药物	利尿后血容量下降,致血中凝血因子浓度升高,降低抗凝和纤溶药物的作用
	两性霉素、头孢霉素、氨基糖苷类等抗生素	肾毒性和耳毒性增加
	抗组胺药物	耳毒性增加,易出现耳鸣、头晕、眩晕
	碳酸氢钠	低氯性碱中毒机会增加
氢氯噻嗪	肾上腺皮质激素、促肾上腺皮质激素、雌激素、两性霉素 B(静脉用药)	降低本药的利尿作用,增加发生电解质紊乱的机会
	非甾体类消炎镇痛药,尤其是吲哚美辛	降低本药的利尿作用,与前者抑制前列腺素合成有关
	拟交感胺类药物	利尿作用减弱
	考来烯胺(消胆胺)	减少胃肠道对本药的吸收,故应在口服考来烯胺 1 小时前或 4 小时后服用本药
	降压药	利尿降压作用均加强
	抗凝药	使抗凝药作用减弱
	洋地黄类药物、胺碘酮	慎防因低钾血症引起的副作用
	锂制剂	减少肾脏对锂的清除,增加锂的肾毒性
	碳酸氢钠	低氯性碱中毒机会增加

本类药物	其他药物	相互作用
螺内酯	促肾上腺皮质激素	减弱本药的利尿作用,拮抗潴钾作用
	雌激素	引起水钠潴留,从而减弱本药的利尿作用
	非甾体类消炎镇痛药,尤其是吲哚美辛	降低本药的利尿作用,且合用时肾毒性增加
	引起血压下降的药物	利尿和降压效果均加强
	多巴胺	加强本药的利尿作用
	含钾药物、库存血、血管紧张素转换酶抑制剂、血管紧张素Ⅱ受体拮抗剂和环孢素A等	发生高钾血症的机会增加
	地高辛	使地高辛半衰期延长
	氯化铵	易发生代谢性酸中毒
	肾毒性药物	肾毒性增加
	葡萄糖胰岛素液、碱基、钠型降钾交换树脂	发生高钾血症的机会减少

十六、镇静催眠抗焦虑药物与其他药物的相互作用

本类药物	其他药物	相互作用
苯巴比妥、异戊巴比妥	乙醇、全麻药、中枢性抑制药或单胺氧化酶抑制药	中枢抑制作用增强
	口服抗凝药、皮质激素、洋地黄类、苯妥英钠、卡马西平、土霉素或三环类抗抑郁药、奎尼丁等	因本品有肝药酶诱导效应,可增加其他药物代谢,半衰期缩短而减弱其作用
	口服避孕药或雌激素	降低避孕药的可靠性
	钙离子拮抗剂	可引起血压下降
地西泮、阿普唑仑、艾司唑仑	中枢抑制药	增加呼吸抑制作用
	易成瘾和其他可能成瘾药	成瘾的危险性增加
	酒及全麻药、可乐定、镇痛药、吩噻嗪类、单胺氧化酶A型抑制药和三环类抗抑郁药	可彼此增效,应调整用量
	抗高血压药和利尿降压药	降压作用增强
	西咪替丁、普萘洛尔	本药清除减慢,血浆半衰期延长
	扑米酮	减慢扑米酮的代谢,需调整用量
	左旋多巴	降低左旋多巴的疗效
	利福平	增加本药的消除,血药浓度降低
	异烟肼	抑制本药的消除,致血药浓度增高
	地高辛	增加地高辛血药浓度而致中毒
艾司唑仑	抗真菌药酮康唑、伊曲康唑	提高本品疗效并增加其毒性

十七、眼科用药与其他药物的相互作用

本类药物	其他药物	相互作用
醋酸可的松滴眼液	其他滴眼剂	不能同时使用
卡替洛尔、噻吗洛尔	肾上腺素	可引起瞳孔扩大
	儿茶酚胺耗竭药(如利血平)	可引起低血压和明显的心动过缓
	其他β受体阻断剂	不主张局部同时应用
	钙通道拮抗剂	可引起房室传导阻滞、左心室衰竭及低血压。对心功能受损的患者,应避免两种药合并使用
	洋地黄类和钙通道拮抗剂	进一步延长房室传导时间
	吩噻嗪类药物	增加β受体阻断剂的降血压作用
毛果芸香碱	β受体阻断剂、碳酸酐酶抑制剂、α和β肾上腺能受体激动剂或高渗脱水剂	协同作用
	前列腺素	可降低葡萄膜巩膜途径房水流出的量,减低降眼压作用
	局部抗胆碱药物	干扰本药的降眼压作用
	适量的全身抗胆碱药物	通常不影响本药的降眼压作用

十八、维生素与其他药的相互作用

本类药物	其他药物	相互作用
维生素E	香豆素及其衍生物	避免同用,以防止低凝血酶原血症发生
	补铁制剂	对维生素E的需要量增加
维生素B_1	与碱性药物如碳酸氢钠、枸橼酸钠配伍	本药在碱性溶液中易分解,引起变质
维生素B_6	氯霉素、环丝氨酸、乙硫异烟胺、盐酸肼酞嗪、免疫抑制剂包括肾上腺皮质激素、环磷酰胺、环孢素、异烟肼、青霉胺等	拮抗维生素B_6或增加维生素B_6经肾排泄,可引起贫血或周围神经炎
	雌激素	同时服用应增加维生素B_6的用量
	左旋多巴	可拮抗左旋多巴的抗震颤作用
维生素B_{12}	氨基水杨酸	可减弱本药的作用
维生素C	抗凝药	大剂量维生素C可干扰抗凝效果
	巴比妥、扑米酮或水杨酸类	可促使维生素C的排泄增加
	碱性药物(如氨茶碱、碳酸氢钠、谷氨酸钠等)、核黄素、三氯叔丁醇、铜、铁离子(微量)	不宜配伍,以免影响效果
	维生素K_3	维生素K_3有氧化性,可产生氧化还原反应,使两者疗效减弱或消失
烟酸	降压药及吩噻嗪衍生物	使后者作用加剧
	肾上腺阻滞剂	引起体位性低血压
葡萄糖酸钙	氧化剂、枸橼酸盐、可溶性碳酸盐、磷酸盐及硫酸盐	产生不溶性钙盐
	噻嗪类利尿药	增加肾脏对钙的重吸收而致高钙血症

十九、抗震颤性麻痹药与其他药物的相互作用

本类药物	其他药物	相互作用
左旋多巴、多巴丝肼	非选择性单胺氧化酶抑制剂	可致高血压危象,禁止同用
	罂粟碱或维生素 B_6	降低本药的药效
	乙酰螺旋霉素	降低本药的血药浓度,药效减弱
	利血平	抑制本药的作用,应避免合用
	抗精神病药物	两者互相拮抗,应避免同用
	甲基多巴	增加本药的不良反应并使甲基多巴的抗高血压作用增强,促使精神病等发作
	苯二氮䓬类	可促使左旋多巴的代谢,同用时左旋多巴的疗效减弱
	多数抗精神药	抗精神病药能阻止脑中 DA 受体,抗左旋多巴的疗效
	甲氧氯普安(胃复安)	可加快左旋多巴自胃中排空,因而可增加小肠对左旋多巴的吸收量或(和)速度
	金刚烷胺、苯扎托品、丙环顶或苯海索	与本药同用时,可加强左旋多巴的疗效,但有精神病史者不主张同用
	制酸药	可增加左旋多巴的吸收,尤其是胃排空缓慢的患者
	降压药	可加强本药的降压作用
	溴隐亭	可加强左旋多巴的疗效
金刚烷胺	乙醇制剂及酒类	中枢抑制作用加强
	其他抗帕金森病药、抗胆碱药、抗组胺药、吩噻嗪类或三环类抗抑郁药	使抗胆碱反应加强
	中枢神经兴奋药	加强中枢的兴奋,严重者可引起惊厥或心律失常

二十、驱虫药与其他药的相互作用

本类药物	其他药物	相互作用
氯喹	保泰松	易引起过敏性皮炎
	氯丙嗪	易加重肝脏损害
	链霉素	对神经肌肉接头有直接抑制的副作用
	肝素或青霉胺	可增加出血机会
	洋地黄	可引起心脏传导阻滞
甲硝唑	华法林和其他口服抗凝药	抑制后者的代谢并加强作用,引起凝血酶原时间延长
	苯妥英钠、苯巴比妥等诱导肝微粒体酶的药物	加强本药代谢,使血药浓度下降
	西咪替丁等抑制肝微粒体酶活性的药物	减缓本药在肝内的代谢及其排泄,延长本药的血清半衰期
左旋咪唑	噻嘧啶	可治疗严重的钩虫感染,并可提高驱除美洲钩虫的效果
	噻苯达唑	可治疗肠线虫混合感染
	枸橼酸乙胺嗪	顺序应用可治疗丝虫感染
	四氯乙烯	不宜合用,以免增加其毒性

二十一、抗过敏药与其他药物的相互作用

本类药物	其他药物	相互作用
苯海拉明	巴比妥类药和磺胺醋酰氨钠等	本药可短暂影响后者的吸收
	对氨基水杨酸钠	同用可降低后者血药浓度
	中枢神经抑制药	可增强中枢神经抑制的作用
特非那定	酮康唑和依他康唑	可抑制本药代谢，使药物在体内蓄积而引起尖端扭转型室性心律失常
	其他氮唑类药物如咪康唑、氟康唑以及甲硝唑、红霉素、甲红霉素和竹桃霉素等	也有类似作用

附录5　世界知名医药企业的标志

诺和诺德（丹麦）

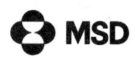

默沙东（美国）

默克雪兰诺（德国）

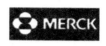

默克（美国）

罗氏（瑞士）

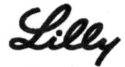

礼来（美国）

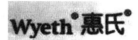

惠氏（美国）

辉瑞（美国）

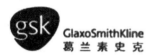

葛兰素史克（英国）

三共（日本）

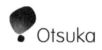

大冢制药（日本）

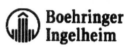

勃林格殷格翰（德国）

拜耳（德国）

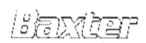

百特国际（美国）

百时美施贵宝（美国）

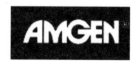

安进（美国）

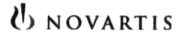

诺华（瑞士）

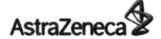

阿斯利康（英国）

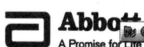

雅培（美国）

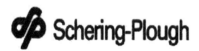

先灵葆雅(美国)

武田药品工(日本)

Johnson&Johnson
强生

强生（美国）

参考文献

[1] 国家药典委员会.中华人民共和国药典(2010年版)[M].北京:中国医药科技出版社,2010.

[2] 杨群华.实用药物商品知识(第2版)[M].北京:化学工业出版社,2010.

[3] 樊一桥.药理学实验[M].北京:中国医药科技出版社,2008.

[4] 人力资源和社会保障部教材办公室组织编写.医药商品购销员(中级)[M].北京:中国劳动社会保障出版社,2008

[5] 陈灌容.老药新用(第4版)[M].北京:人民卫生出版社,2011.

[6] 王东风.医药商品购销员国家职业资格培训教程[M].北京:中国中医药出版社,2003.

[7] 樊一桥.药理学[M].北京:中国医药科技出版社,2010.

[8] 李端.药理学[M].北京:人民卫生出版社,2010.

[9] 江明性.新编实用药物学[M].北京:科学出版社,2006.